Tabuthema Fehlgeburt

Erste Hilfen Band 10

Die Autorin
Miriam Funk ist Medizinjournalistin. Sie arbeitet als Online-Redakteurin, Texterin und wissenschaftliche Lektorin. Ihre Leidenschaft gilt dabei den Themen Frauengesundheit und Gesundheitspolitik.
www.miriamfunk.de

Miriam Funk

TABUTHEMA FEHLGEBURT

Ein Ratgeber

Mabuse-Verlag
Frankfurt am Main

Bibliografische Information der Deutschen Nationalbibliothek
Die Deutsche Nationalbibliothek verzeichnet diese Publikation in der Deutschen Nationalbibliografie; detaillierte bibliografische Daten sind im Internet über http://dnb.dnb.de abrufbar.

Informationen zu unserem gesamten Programm, unseren AutorInnen und zum Verlag finden Sie unter: **www.mabuse-verlag.de.**

Wenn Sie unseren Newsletter zu aktuellen Neuerscheinungen und anderen Neuigkeiten abonnieren möchten, schicken Sie einfach eine E-Mail mit dem Vermerk „Newsletter" an: online@mabuse-verlag.de.

3. Auflage 2024

Kasseler Straße 1 a
60486 Frankfurt am Main
Tel.: 069-70 79 96-22
Fax: 069-70 41 52
vertrieb@mabuse-verlag.de
www.mabuse-verlag.de
www.facebook.com/mabuseverlag

Lektorat: Anne Büntig-Blietzsch, Erfurt
Satz und Gestaltung: Mario Moths
Umschlaggestaltung: Marion Ullrich, Frankfurt am Main

Druck: SOL Service GmbH, Schrobenhausen
ISBN 978-3-86321-334-3

Printed in Germany

INHALT

EINLEITUNG

Als Chefredakteurin arbeite ich unter anderem für ein Internetportal, das sich mit Kinderwunsch, Schwangerschaft und Familie befasst. Dort gibt es eine große Community, die mir tiefe Einblicke in die verschiedensten Situation von Frauen ermöglicht. In einem Forum tauschen sich Betroffene zum Thema Fehlgeburt aus – ein Thema, das zwar viele betrifft, aber über das kaum gesprochen wird. Meine eigenen Fehlgeburten sind für mich – so traurig sie auch waren – optimal verlaufen, denn ich hatte großartige, einfühlsame Menschen um mich herum. Doch in dem Forum fiel mir auf, dass viele Frauen ganz andere Erfahrungen machen mussten als ich.

Bereits der Gynäkologe, der die Fehlgeburt feststellt, geht häufig überhaupt nicht auf die schockierte Frau ein, sondern tut die Situation als unbedeutend ab. „Das ist nicht ungewöhnlich. Das passiert vielen Frauen." Im weiteren Verlauf werden viele Frauen nicht ausreichend darüber informiert, welche Möglichkeiten sie nun haben und was ihnen zusteht. Sie fühlen sich allein gelassen und sind mit der Situation vollkommen überfordert. Ist die so oft als obligatorisch angesetzte Ausschabung vorbei, erfährt die Frau häufig wenig Anteilnahme von Familie und Freunden. „Es war doch noch gar kein Kind", „Sei froh, wer weiß, wofür es gut ist" oder „Besser als ein behindertes Kind" sind Sätze, die sie möglicherweise zu hören bekommt und die sie eher verletzen als trösten.

Die logische Konsequenz daraus ist Schweigen. Die betroffenen Frauen sprechen zumeist nicht über ihre Fehlgeburt. Sie schlucken ihren Schmerz und die Trauer herunter und akzeptieren so stillschweigend, dass es ein Tabuthema ist. Dabei schafft Akzeptanz und Verständnis Raum für Trauer und ist somit hilfreich für die Verarbeitung des Erlebten. Fehlgeburt ist ein Thema, das alle angeht. Denn sehr, sehr viele Frauen sind davon betroffen.

Unsere Gesellschaft akzeptiert, dass Eltern trauern, wenn sie ihr Kind durch einen tragischen Unfall oder eine Krankheit verloren haben. Aber wenn Eltern ihr ungeborenes Kind verlieren, ist die Akzeptanz der elterlichen Gefühle deutlich geringer. Schnell ist man da bei der Frage, ab wann man von einem neuen Leben sprechen kann. Diese Grundsatzdiskussion möchte ich in diesem Buch allerdings nicht führen. Denn jede Frau, die weiß, dass neues Leben in ihr wächst, ist unweigerlich mit ihm verbunden – es ist ihr Kind. Ein Verlust des Kindes ist dementsprechend von Trauer begleitet, egal wie klein dieses Kind war. Wen Menschen vermissen und betrauern, entscheidet nicht die Zeit, die sie miteinander hatten, sondern ihr Gefühl.

Ich habe als Vorbereitung für dieses Buch 430 Frauen befragt, wie sie bei ihrer Fehlgeburt behandelt wurden, wie sie mit dem Verlust umgehen, was ihnen geholfen hat und welche Äußerungen sie verletzt haben. Die Antworten der Frauen sind in dieses Buch eingeflossen, um die aktuelle Situation vieler Frauen zu verdeutlichen. In Klammern ist jeweils die Schwangerschaftswoche und das Jahr, in dem die Fehlgeburt geschah, angegeben. Die starke Resonanz auf diese Umfrage und die damit verbundenen Antworten haben mich bestärkt und mir die Kraft gegeben, dieses Buch zu schreiben. Denn zu viele Frauen haben leider keine gute Behandlung erfahren, sie wurden vor vollendete Tatsachen gestellt, statt informiert zu werden, und hadern bis heute mit den Ereignissen.

Ich wage die These, dass eine Frau das Erlebte umso schlechter verarbeitet, je schlechter sie behandelt wird und je weniger Mitspracherecht sie hat. Frauen, die die Situation für sich als angemessen erleben und sich gut betreut und verstanden fühlen, kommen insgesamt deutlich besser mit einer Fehlgeburt zurecht. Deshalb ist es wichtig, Frauen in solchen Situationen bestmöglich und einfühlsam zu betreuen und als Gesellschaft zu akzeptieren, dass die betroffenen Frauen und Männer trauernde Eltern sind, die ihr Kind verloren haben.

1. Fehlgeburten aus medizinischer Sicht

Laut medizinischer Definition ist eine Fehlgeburt (ein Abort) das frühzeitige Ende einer Schwangerschaft, bei der das nicht lebensfähige Kind mit einem Gewicht von weniger als 500 Gramm und vor der 22. bis 24. Schwangerschaftswoche auf die Welt kommt. Das bedeutet, dass es ab dem Zeitpunkt, wenn die Frau erfährt, dass sie schwanger ist – also oft in der 5. oder 6. Schwangerschaftswoche –, bis höchstens zur 24. Schwangerschaftswoche zu einer Fehlgeburt kommen kann. Entscheidend für die Begrifflichkeit ist das Gewicht des Kindes. Wiegt es über 500 Gramm, spricht man von einer Totgeburt. Diese Unterscheidung ist dahingehend wichtig, da für eine Fehlgeburt und eine Totgeburt unterschiedliche gesetzliche Regelungen greifen.

Diese medizinische Unterscheidung nach Gewicht besteht bereits sehr lange. Auch wenn in den letzten Jahren immer wieder Änderungen in den Gesetzen vorgenommen wurden, so ist diese Unterscheidung heutzutage zumindest wert, überdacht zu werden. Betrachtet man nämlich im Vergleich dazu den medizinischen Fortschritt, so kommt man ins Grübeln: Heute gibt es bereits einige Frühchen mit 300 bis 400 Gramm Geburtsgewicht, die überlebt haben.

Medizinisch wird als Abort ebenfalls ein künstlich herbeigeführtes Ausstoßen des Embryos/Fötus vor der Lebensfähigkeit außerhalb der Gebärmutter bezeichnet – also ein Schwangerschaftsabbruch. Auf ihn soll in diesem Buch jedoch explizit nicht eingegangen werden.

Formen von Fehlgeburten

Aus medizinischer Sicht ist Fehlgeburt nicht gleich Fehlgeburt. Von der Art der Fehlgeburt ist oft das weitere Vorgehen abhängig. Folgende Arten von Fehlgeburten gibt es laut Definition:

Abortus imminens: Drohende Fehlgeburt bei noch intakter Schwangerschaft (zum Beispiel bei akuten Blutungen).

Abortus incipens: Beginnende Fehlgeburt, bei der die Schwangerschaft schon irreversibel gestört ist.

Abortus incompletus: Unvollständige Fehlgeburt, bei der bereits Teile der Frucht ausgestoßen wurden.

Abortus completus*:* Vollständige Fehlgeburt, bei der die Frucht komplett aus der Gebärmutter ausgestoßen wurde.

Weiterhin können folgende Arten einer Fehlgeburt auftreten:

Verhaltener Abort (Missed Abortion/MA): In unterschiedlichen Stadien der Entwicklung kann es zum Absterben des Ungeborenen kommen. Beim Ultraschall durch den Frauenarzt lautet die Diagnose häufig „kein Herzschlag mehr festzustellen".

Abortivei (Windei): Von einem Windei ist dann die Rede, wenn sich innerhalb der Fruchthöhle kein Embryo entwickelt. Im Ultraschall-Bild ist dies an der leeren Höhle zu erkennen.

Blasenmole: Bei einer Blasenmole handelt es sich um eine gestörte Embryonalentwicklung, bei der bestimmte Zellen (Trophoblasten) entarten und wuchern, die für die Ernährung des Embryos zuständig wären. Es ist kein embryonaler Herzschlag nachweisbar. Bei einer Blasenmole sollte eine Ausschabung vermieden werden, meist werden Prostaglandine verabreicht und eine Saug-Curettage durchgeführt.

Eine Eileiterschwangerschaft zählt nicht zu den Fehlgeburten, sondern zu den Schwangerschaften außerhalb der Gebärmutter (Extrauteringravidität, EUG). Auch wenn der Verlust für die Frau dabei ebenso vorhanden ist, wird in diesem Buch nicht weiter auf die EUG eingegangen, da sich diese in Diagnostik und Therapie deutlich von Fehlgeburten unterscheidet. Alle Abschnitte, die auf Aufklärung und Umgang mit der Frau abzielen, gelten jedoch für die EUG genauso.

Frühe versus späte Fehlgeburt

Die ersten zwölf Wochen einer Schwangerschaft sind aus medizinischer Sicht das Stadium der Frühschwangerschaft. Auch Fehlgeburten werden darin unterschieden, in welchem Stadium der Schwangerschaft sie auftreten: Passiert eine Fehlgeburt bis zum Ende der 12. Schwangerschaftswoche (11+6 SSW), sprechen Mediziner von einer frühen Fehlgeburt. Verliert eine Frau ihr Kind zwischen der 13. und der 22. bis 24. Schwangerschaftswoche, wird es als späte Fehlgeburt bezeichnet.

Die Unterscheidung hängt mit der Entwicklung und der Größe des Kindes und der Plazenta zusammen: Bei sogenannten kleinen Geburten ist bis zur 12. Woche oft keine zusätzliche Ausschabung notwendig, ab der 13. Schwangerschaftswoche hingegen häufiger, da das Risiko höher ist, dass Reste der Schwangerschaftsanlage in der Gebärmutter verbleiben. Auch die Ursachen für frühe Fehlgeburten sind teilweise ganz andere als bei späten Fehlgeburten (siehe „Ursachen für Fehlgeburten“).

Auch wenn eine Fehlgeburt zu einem sehr frühen Zeitpunkt stattfindet, fühlt sich die Frau betroffen. Es ist völlig unangebracht zu behaupten, jetzt sei es ja „noch nicht so schlimm“. Ich habe Frauen erlebt, die sich nicht trauten zu sagen, in welcher Schwangerschaftswoche ihre Fehlgeburt geschehen war, da sie fürchteten, dann nicht ernst genommen zu werden. Denn genauso hatten sie es in ihrem Umfeld erlebt. Frauen, die in den allerersten Schwangerschaftswochen eine Fehlgeburt erleiden, bekommen oft den Satz zu hören: „Sei froh, dass es so früh und nicht später passiert!“ Es wird fälschlicherweise angenommen, dass der Verlust umso schmerzhafter wird, je fortgeschrittener die Schwangerschaft ist. Dies scheint jedoch nicht der Fall zu sein – es ist immer ein Verlust.

Häufigkeit von Fehlgeburten

Es ist schwierig, genaue Zahlen über Fehlgeburten zu bekommen. Allgemein wird von einer Abortrate von mindestens 20 Prozent ausgegangen. Davon sind etwa 80 Prozent frühe Fehlgeburten (bis zur 12. Schwangerschaftswoche). Nachdem eine Schwangerschaft beim Frauenarzt sicher festgestellt wurde (inklusive Herzschlag als Vitalfunktion), kommt es bei ungefähr 10 bis 20 Prozent der Frauen zu einer Fehlgeburt. Die Dunkelziffer an Fehlgeburten liegt vermutlich viel höher, da viele Frauen – vor allem die, bei denen kein akuter Kinderwunsch besteht – eine verspätet einsetzende Menstruation als Variation ihres Zyklus sehen und nicht mit einer Fehlgeburt in Verbindung bringen.

Grundsätzlich geht man bei einer Frau, die noch keine Fehlgeburt hatte, von einem Risiko für eine Fehlgeburt von 11 bis 13 Prozent aus. Allerdings steigt das Risiko für Fehlgeburten mit zunehmendem Alter, da die Zahl der Chromosomenstörungen zunimmt. So liegt das Risiko bei 20- bis 30-jährigen Frauen bei nur 9 bis 17 Prozent, im Alter von 35 bis 40 Jahren steigt es bereits auf 23 bis 45 Prozent. Betrachtet man diese Häufigkeit von Fehlgeburten, wird klar, wie viele Frauen betroffen sind.

Auch nach einer künstlichen Befruchtung ist das Risiko, eine Fehlgeburt zu erleiden leicht erhöht. Der Grund hierfür liegt in einer höheren Rate an Fehlbildungen.

Da Ärzte die jeweilige Art der Fehlgeburt nicht dokumentieren müssen, liegen auch keine exakten Zahlen dazu vor, welche Form der

Fehlgeburt am häufigsten auftritt. Bei meiner Umfrage gaben sehr viele Frauen an, dass bei der Untersuchung eine Missed Abortion festgestellt wurde oder dass Blutungen einsetzten und sie ihr Kind dadurch verloren haben (Abortus completus/incompletus).

In der Umfrage verteilen sich die Fehlgeburten auf die Schwangerschaftswochen wie folgt (Gesamtzahl: 430):

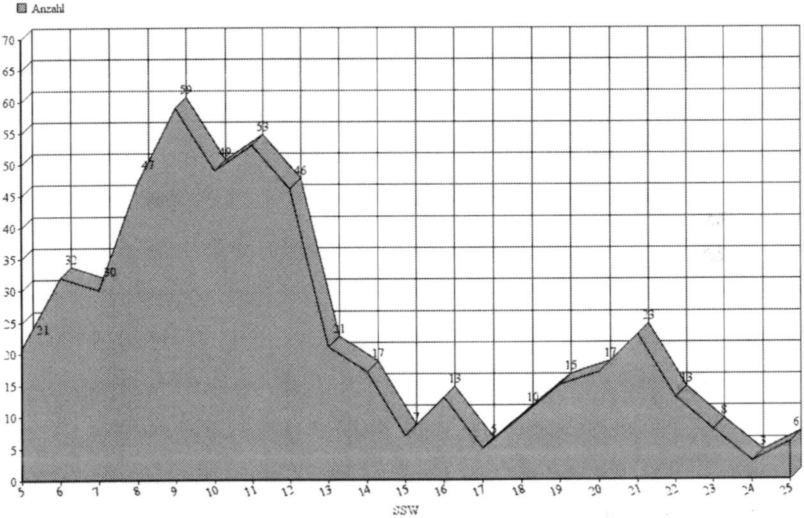

Abbildung 1: *Angaben der befragten Frauen, in welcher Schwangerschaftswoche ihre Fehlgeburt geschah*

Ursachen von Fehlgeburten

Die Befruchtung und Einnistung der befruchteten Eizelle sowie die embryonale Entwicklung bis hin zum lebensfähigen Kind sind sensible Prozesse. Wenn einer dieser Prozesse gestört ist, kann es sein, dass der Körper seinen Fehler korrigiert. So hart es klingt: Es kommt oft zu einer Fehlgeburt, weil der Embryo/Fötus nicht überlebensfähig gewesen wäre. Dagegen sind wir machtlos und müssen akzeptieren, was geschieht. Für betroffene Frauen ist es auch wichtig zu wissen, dass die allermeisten Fehlgeburten unvermeidbar sind. Allerdings gibt es auch Ursachen, die behandelt werden können, wie beispielsweise eine Gerinnungsstörung.

In den ersten zwölf Schwangerschaftswochen sind häufige Ursachen:

- **Chromosomenstörungen**
- **Anatomische Ursachen,** etwa Myome in der Gebärmutter
- **Gerinnungsstörungen:** Bestimmte Gerinnungsstörungen wie beispielsweise die Faktor-V-Leiden-Mutation können unbehandelt zu Fehlgeburten führen. Frauen mit mehreren Fehlgeburten sollten deshalb unbedingt bei einem Gerinnungsmediziner vorstellig werden. Bei Gerinnungsstörungen können blutverdünnende Medikamente eingesetzt werden.
- **Hormonstörungen**

Die häufigste Ursache für Fehlgeburten zwischen der 13. und 24. Schwangerschaftswoche sind Infektionen. Beispielsweise sind hier Röteln, Masern und Toxoplasmose zu nennen.

Die Ursache für eine erstmalig auftretende Fehlgeburt bleibt meist ungeklärt, außer es gibt deutliche Hinweise auf eine spezielle Ursache. Allerdings gibt es bestimmte Ursachen, die je nach Schwangerschaftswoche häufiger beziehungsweise seltener auftreten.

Immer mehr in den Fokus rücken immunologische Ursachen. Einige Zusammenhänge sind bereits klar, viele allerdings noch offen, an ihnen wird aktuell eifrig geforscht. Beispielsweise ist bei Frauen mit Zöliakie das Fehlgeburtsrisiko deutlich erhöht. An der Universität Kiel gibt es eine immunologische Kinderwunsch-Ambulanz für Paare mit wiederholten Fehlgeburten ohne diagnostizierte Ursache. Auch Dr. Sylke Reichel-Fentz (Praxis für Transfusionsmedizin) in Edenkoben ist bundesweit bekannt für immunologische Untersuchungen und Behandlungen.

Da Fehlgeburten häufig vorkommen, wird nach der ersten Fehlgeburt noch keine Ursachenforschung angestoßen. Chromosomenstörungen als häufigste Ursache legen nahe, dass es eine „Laune der Natur" war. Erst wenn eine Frau drei Fehlgeburten in Folge durchmachen musste, wird üblicherweise begonnen, nach den Ursachen zu suchen. Da es hierfür jedoch keine Leitlinien gibt, die dies vorschreiben, kann und sollte der Gynäkologe diese Diagnostik bereits nach zwei Fehlgeburten in Folge veranlassen – insbesondere, wenn sie in einer ähnlichen Schwangerschaftswoche auftraten und die Frau noch kein lebendes Kind geboren hat. Denn die Belastung für die Frau beziehungsweise das Paar ist sehr hoch.

Diagnostik einer Fehlgeburt

Die Frau bemerkt von einer Fehlgeburt ohne Blutung (Missed Abortion/MA) normalerweise gar nichts. Viele Frauen berichten aber von einem plötzlichen Gefühl, dass etwas nicht in Ordnung sei, was sich dann häufig beim Arztbesuch bestätigt. Bei einer MA bleiben die Herztöne des Ungeborenen oft relativ unvermittelt aus, obwohl bei der letzten Untersuchung noch alles normal entwickelt aussah und es keinen Grund zur Sorge gab. Eine MA kann auch mit leichten, frischen Blutungen oder Schmierblutungen einhergehen.

Hat eine schwangere Frau bereits Blutungen, so wird der Gynäkologe eine Ultraschalluntersuchung durchführen, um die Ursache für die Blutung herauszufinden. Er wird die Herztöne und andere Lebensfunktionen (Vitalzeichen) des Ungeborenen prüfen. Hat eine Frau keine Blutungen, wird häufig erst bei einer Routineuntersuchung festgestellt, dass das Herz nicht mehr schlägt und das Kind verstorben ist, da es eben keine äußeren Anzeichen gibt, die auf den Tod des Kindes hindeuten. Da sich das Schwangerschaftshormon HCG noch im Körper befindet und nur sehr langsam abgebaut wird, fühlt sich die Frau auch weiterhin schwanger und bemerkt unter Umständen nichts davon, dass das Kind gestorben ist.

In sehr frühen Schwangerschaftswochen kann es sein, dass bei der Ultraschalluntersuchung nur eine leere Fruchthülle ohne embryonale Anlage (ein sogenanntes „Windei“) oder bereits ein fehlendes Wachstum des Embryos festgestellt wird, bevor es überhaupt zu einem Herzschlag (der meist im Laufe der 7. Schwangerschaftswoche im Ultraschall sichtbar wird) kommt.

Bei einer Blasenmole wird der Arzt im Ultraschall keine kindliche Anlage feststellen, sondern es zeigt sich ein typisches Bild, welches Mediziner als „Schneegestöber“ bezeichnen. Da sich die entarteten Trophoblasten auch bösartig verändern können, muss die Schwangerschaft beendet werden.

Der Gynäkologe wird bei einem Verdacht auf eine Fehlgeburt immer auch die Konzentration des schwangerschaftserhaltenden Hormons beta-HCG im Blutserum überprüfen. Ist sie zu niedrig, ist dies ebenfalls ein Hinweis auf eine nicht intakte Schwangerschaft.

Diagnostik nach der Fehlgeburt

Erfolgt nach einer Fehlgeburt eine sogenannte Ausschabung, wird die betroffene Frau manchmal gefragt, ob sie eine Untersuchung des Embryos/Fötus wünscht. Dies ist vor allem dann der Fall, wenn es sich um eine wiederholte Fehlgeburt handelt oder die Frau schon viele erfolglose künstliche Befruchtungen hinter sich hat. Wenn eine solche Untersuchung durchgeführt wird, kann in der Regel bei sehr kleinen Kindern keine Bestattung mehr stattfinden. Darüber muss die Frau informiert werden, um die Entscheidung in ihrem Sinne treffen zu können.

Nach der ersten Fehlgeburt wird normalerweise keine weitere Diagnostik eingeleitet. So traurig der Verlust für die einzelne Frau ist, so normal ist eine Fehlgeburt hinsichtlich ihres Vorkommens. In den meisten Fällen von Fehlgeburten bis zur 12. Schwangerschaftswoche wäre das Kind aufgrund von Störungen in der frühen Entwicklung oder aufgetretenen Chromosomenstörungen nicht lebensfähig gewesen. Eine Fehlgeburt bedeutet nicht, dass die betroffene Frau keine Kinder (mehr) bekommen kann. Im Gegenteil: Die Einnistung hat funktioniert, der Körper war schwanger und hat sich auf neun Monate Schwangerschaft vorbereitet. Das ist prinzipiell als positiv zu betrachten. Die allermeisten Frauen erleben nach einer Fehlgeburt eine normal verlaufende Schwangerschaft. Allerdings ist auch bekannt, dass mit einer Fehlgeburt das Risiko, in einer Folgeschwangerschaft erneut einen Abort zu erleiden, steigt. Das gilt vor allem für Frauen, die noch kein lebendes Kind geboren haben.

Wiederholte Fehlgeburten

Von wiederholten Fehlgeburten (habituelle Aborte) sprechen Mediziner, wenn eine Frau drei oder mehr Fehlgeburten in Folge erlitten hat. Hiervon sind 1 bis 2 Prozent der Frauen beziehungsweise Paare mit Kinderwunsch betroffen. Zu habituellen Aborten gibt es eine Leitlinie der Deutschen Gesellschaft für Gynäkologie und Geburtshilfe (DGGG) und der Arbeitsgemeinschaft Immunologie in der Gynäkologie und Geburtshilfe (AGIM), wie diagnostisch vorgegangen werden sollte. Heute wird diese Diagnostik glücklicherweise jedoch von vielen Gynäkologen bereits nach zwei Fehlgeburten eingeleitet, besonders wenn es Hinweise auf einen ähnlichen Mechanismus gibt, wie beispielsweise die gleiche Schwangerschaftswoche, in der die Fehlgeburt stattfand. Untersuchungen, die nach wiederholten Fehlgeburten durchgeführt werden sollten, sind:

- die Abklärung anatomischer Faktoren, wie beispielsweise Myome oder Fehlbildungen der Gebärmutter;
- Hormonuntersuchungen, zum Beispiel die Bestimmung des Progesteron-Wertes;
- eine Untersuchung der Schilddrüse (ein TSH-Wert um die 1 ist bei Kinderwunsch empfohlen);
- die Untersuchung der Blutgerinnung;
- die genetische Untersuchung beider Partner (Karyogramm);
- die Untersuchung immunologischer Faktoren.

Die medizinische Behandlung einer Fehlgeburt

In Deutschland gibt es für die Diagnostik und Behandlung bestimmter, definierter Erkrankungen medizinische Leitlinien. Diese sollen sicherstellen, dass eine bestimmte Qualität in der medizinischen Versorgung gewährleistet wird. Leider gibt es solche Leitlinien bislang nicht für einen Abort. Es gibt lediglich Leitlinien für habituelle Aborte, also wenn es zu wiederholten Fehlgeburten gekommen ist.

Es könnte aber durchaus sinnvoll sein, Leitlinien für eine Fehlgeburt zu erstellen. Einerseits würde so Akzeptanz für das Thema Fehlgeburt geschaffen werden, andererseits könnten viele Frauen davon profitieren, dass sich der Arzt und auch das medizinische Personal an feste Abläufe halten und für einen einfühlsamen Umgang mit der Problematik sensibilisiert werden würden.

Dadurch, dass es derzeit keine vorgegebenen, festen Abläufe gibt, ist es schwer zu beschreiben, wie eine Fehlgeburt medizinisch behandelt wird. Es gibt die unterschiedlichsten Situationen. Zwei Situationen scheinen jedoch relativ häufig zu sein: Zum einen gibt es Frauen, die plötzlich in der Schwangerschaft Blutungen bekommen und sich an den Gynäkologen oder eine Ambulanz im Krankenhaus wenden.

Wird dort eine nicht intakte Schwangerschaft festgestellt, so wird aktuell vielen Frauen eine Ausschabung, oft schnellstmöglich, nahegelegt oder gar aufgezwungen. Denn die Frau hat häufig keine Wahl, da sie nicht über Alternativen aufgeklärt wird. Zum anderen gibt es Frauen, bei denen bei einer Vorsorgeuntersuchung in der Schwangerschaft in einer gynäkologischen Praxis festgestellt wird, dass die Schwangerschaft nicht (mehr) intakt ist. Diese nüchterne Ausdrucksweise kann bedeuten, dass es sich um ein Windei oder eine Blasenmole handelt oder dass der Embryo/Fötus nicht mehr lebt („Herzschlag weg"). Es bedeutet für die Frau in jedem Fall einen Schock, denn ihr Kind, auf das sie sich in den meisten Fällen eingestellt hat, lebt nicht (mehr). Nur wenige Frauen berichten von der Möglichkeit, dass der Arzt ihnen erst einmal Zeit gegeben hat – Zeit, um den Schock zu überwinden, Zeit, sich zu verabschieden, und Zeit, zu überlegen, wie es nun weitergehen soll. Oft wird der Termin zur Ausschabung sofort vereinbart oder die Frau sogar sofort zur Ausschabung in ein Krankenhaus eingewiesen.

Abgesehen davon, dass eine Ausschabung nicht direkt erfolgen müsste, wird dabei oft vergessen, den Aspekt des verlorenen Kindes zu bedenken. Soll oder muss eine Ausschabung erfolgen, ist es sinnvoll, dass die Frau und ihr Partner sich vorher überlegen, was mit ihrem Kind passieren soll. Möchten sie eine Beerdigung auf einem Sternenfeld, möchten sie es selber beerdigen oder soll nichts davon geschehen. Vielen Frauen werden diese Möglichkeiten leider nicht genannt, sodass sie auch keine Entscheidungen diesbezüglich treffen können. Dabei erleichtert es den Verarbeitungsprozess der Frau entscheidend, wenn sie diese Entscheidungen treffen kann. Viele der befragten Frauen gaben an, dass sie leider erst im Nachhinein von der Möglichkeit einer Beerdigung erfahren haben und sich andernfalls dafür entschieden hätten. Der Gedanke, dass ihr Kind im Klinikmüll „entsorgt" wurde, lässt viele betroffene Frauen jahrelang nicht los.

Die Alternative zu einer Ausschabung ist abzuwarten, bis Blutungen einsetzen und das Kind von allein abgeht. In den meisten Fällen spricht zumindest bei frühen Fehlgeburten nichts dagegen, erst einmal abzuwarten und der Frau Zeit zu geben, zu verstehen, was passiert ist, und zu überlegen, welches für sie der richtige Weg ist. Manche Frauen warten zunächst ab, möchten aber, wenn von selber nichts passiert, nach einer gewissen Zeit doch eine Ausschabung. Wichtig ist für die Frau zu wissen, dass es hier kein Richtig oder Falsch gibt, sondern nur den individuellen Weg, der sich für sie richtig anfühlen muss und ihr das Gefühl gibt, die Situation bestmöglich zu bewältigen.

Ich möchte nicht unerwähnt lassen, dass es durchaus Gynäkologen gibt, die im Gegensatz zu vielen ihrer Kollegen, die Möglichkeit des Abwartens nennen und der Frau die Entscheidung überlassen – sofern aus medizinischer Sicht nichts dagegenspricht. So hat beispielsweise eine Gruppe von Gynäkologen im Arbeitskreis Gesundheit einen Flyer für Patientinnen erstellt, in dem beide Möglichkeiten inklusive Vor- und Nachteile aufgeführt werden (siehe S. 94 ff.). Darin wird der Patientin auch erklärt, dass die Zufriedenheit der Frauen nach beiden Methoden gleichermaßen hoch ist – wichtig ist, die richtige, informierte Entscheidung für die eigenen Lebensumstände und das eigene Körpergefühl zu treffen.

2. Rechte, Möglichkeiten und Optionen

Ausschabung

In den allermeisten Fällen einer Fehlgeburt wird in Deutschland eine Ausschabung (Abrasio) durchgeführt. Das bedeutet, dass die Frau, wenn die Fehlgeburt festgestellt wird, meistens eine Überweisung oder einen Termin zur Ausschabung bekommt. Bei diesem Eingriff wird die Gebärmutter unter Vollnarkose „ausgeschabt", also operativ entleert. Hat eine Frau bereits Blutungen, wird per Ultraschall kontrolliert, ob die Gebärmutter leer ist oder ob noch Gewebereste vorhanden sind. Im letzteren Fall muss meistens tatsächlich eine Ausschabung erfolgen, um Infektionen zu verhindern. Eine Ausschabung ist also in manchen Situationen unumgänglich, jedoch gibt es selten Grund zur Eile. Dennoch wird der Frau sehr häufig die schnellstmögliche Ausschabung nahegelegt. Die Begründung lautet, dass damit die Fehlgeburt schneller beendet werde, als den natürlichen Abgang abzuwarten, bei dem womöglich anschließend dennoch eine Ausschabung nötig wird.

Dazu sagte der Experte Heribert Kentenich, ehemaliger Chefarzt der Klinik für Gynäkologie und Geburtshilfe der DRK Kliniken Berlin, in einem Interview mit der *Zeit*: „Es ist von der Natur so gut eingerichtet, dass es auch ohne Operation geht. Würde das nicht funktionieren, hätte die Menschheit erst gar nicht überlebt."

Eine zu schnell durchgeführte Ausschabung kann für die Frau traumatisch sein. Oft bleibt das Gefühl, abgefertigt worden zu sein und fremdbestimmt alles über sich ergehen lassen zu müssen. Viele Frauen leiden noch Jahre später neben dem Verlust des Kindes unter dem zu schnell durchgeführten Eingriff und fühlen sich wertlos.

Dazu kommt leider häufig das Gefühl, eine Nummer im Klinikalltag zu sein und nicht mitentscheiden zu können. Es fehlt die Selbstbestimmung.

Operative Eingriffe bergen immer gewisse Risiken, nicht zuletzt wegen der Narkose. Bei einer Ausschabung besteht zudem das Risiko des Ashermann-Syndroms. Dabei kommt es zu Verwachsungen und Verklebungen der Gebärmutterschleimhaut, was als Folge zu weiteren Fehlgeburten und Unfruchtbarkeit führen kann. Die Vorteile einer kleinen Geburt hingegen, also eines langsamen Abschieds, sind die langsame, schrittweise Umstellung des eigenen Körpers von „schwanger" auf „nicht mehr schwanger" und die eigene Unversehrtheit der Frau dabei, da kein operativer Eingriff erfolgt.

Kleine/Stille Geburt

Von einer kleinen Geburt spricht man, wenn eine Frau bei einer Fehlgeburt das Kind selbst „gebärt" und es von allein herauskommt. Es handelt sich um eine normale Geburt mit Wehen.

Bei Totgeburten, also Kindern mit einem Gewicht von mehr als 500 Gramm, ist es Standard, dass die Frau das Kind zur Welt bringen muss („stille Geburt") und es nicht per Kaiserschnitt von den Ärzten aus dem Bauch geholt wird. So grausam dies auch für viele Menschen im ersten Moment klingen mag: Für das Verarbeiten des Verlusts und auch für den mütterlichen Körper hat es eine positive Bedeutung, das Kind auf natürlichem Wege zu gebären. Die Frauen beziehungsweise die Eltern können dann bewusst von ihrem Kind Abschied nehmen, es sehen, berühren oder auch Fotos zur Erinnerung machen. Frauen beziehungsweise Paare, die diesen Weg gehen mussten, beurteilen es im Nachhinein als wichtige und wertvolle Erfahrung, die sie nicht mehr missen möchten und die ihnen auch die Verarbeitung dieses schlimmen Verlusts erleichtert hat. Warum dies nicht auch bei fehlgeborenen Kindern der Fall sein soll, erschließt sich nicht.

Bei einer kleinen Geburt kann es je nach Fortschritt der Schwangerschaft zu geburtsähnlichen Wehen und starken Blutungen (etwa ab der 13. Schwangerschaftswoche) kommen, weshalb im Idealfall eine Hebamme die Frau betreuen sollte, wenn eine abwartende Haltung bevorzugt wird. Im unglücklichsten Fall kann auch nach erfolgter Blutung eine Ausschabung notwendig werden, etwa wenn Gewebereste in der Gebärmutter verblieben sind. Gerade bei Spätaborten ist das Risiko, dass Plazentareste oder anderes Gewebe in der Gebärmutter zurückbleiben, etwas erhöht.

In Deutschland bedeutet, wie gesagt, eine diagnostizierte Missed Abortion in den meisten Fällen eine sofortige Überweisung zur Ausschabung. Früher wurde in der Medizin der Standpunkt vertreten, dass das tote Kind die Mutter vergiften könne, da es an den mütterlichen Blutkreislauf angeschlossen sei. Das ist schon lange eindeutig widerlegt. Gerade bei einer Missed Abortion tragen die Frauen oft schon bis zu vier Wochen nichtsahnend ihr totes Kind im Bauch. Würde dies den Körper vergiften, würden sie zumindest spüren, dass etwas nicht stimmt. Genau das ist jedoch häufig nicht der Fall.

In den Niederlanden, wo generell mit dem Thema Schwangerschaft anders umgegangen wird als in Deutschland, ist es bereits seit Mitte der 1990er Jahre üblich, bei einer Fehlgeburt bis zur 15. Woche auf einen natürlichen Abgang zu warten. Diese Möglichkeit wird in Deutschland relativ selten angeboten, wird aber allmählich bekannter. Dies hängt vermutlich damit zusammen, dass man zum einen mittels Ausschabung „das Problem schnell löst" und außerdem der Ablauf planbar ist.

Wie aber fühlt sich eine Frau, die gerade erfahren hat, dass das Baby in ihrem Bauch nicht mehr lebt und die dann mit einer Überweisung in der Hand einen Termin zur Ausschabung ausmacht, ohne überhaupt zu begreifen, was das bedeutet? Sie hat gar keine Zeit, zu verstehen, was da gerade passiert, sie reagiert nur auf Aufforderungen von außen. Viele der von mir befragten Frauen gaben an, dass sie erst später von der Möglichkeit einer kleinen Geburt erfahren hätten und sehr bedauern, diese Möglichkeit nicht gekannt zu haben. Sie hätten sie vermutlich gewählt, hätte es ihnen jemand gesagt. Dann hätten sie vielleicht Zeit gehabt, erst einmal zu verstehen, was passiert ist, Zeit, sich von ihrem Kind zu verabschieden, Zeit, sich zu informieren und zu überlegen, was sie für sich und ihr Kind möchten. Aber sie hatten die Möglichkeit gar nicht. Sicher gibt es auch viele Frauen, die direkt zur Ausschabung möchten oder sich überfordert fühlen, eine Entscheidung zu treffen. Aber dass die Alternativen aufgezeigt werden und die Frau selbstbestimmt entscheiden kann, ist wünschenswert. In den seltensten Fällen gibt es medizinische Aspekte, die gegen das Abwarten sprechen.

Die ausführliche Antwort einer Frau, die in der 6. Schwangerschaftswoche eine Fehlgeburt erlitten hatte und an meiner Umfrage teilgenommen hat, zeigt beispielhaft die Probleme, die durch dieses Vorgehen entstehen können. Auf die Frage „*Haben Sie sich vom medizinischen Personal inklusive Ärzte gut betreut und in Ihrer Situation respektiert gefühlt?*" antwortete sie folgendermaßen.

„*Nein, weil…*

- *…in einem Satz gesagt wurde, dass die Schwangerschaft nicht intakt sei und dass ich ausgeschabt werden müsse. Es wurde vollkommen übergangen, dass ich zunächst den ersten Schock verarbeiten musste.*
- *…die Psychologin, die ich für eine Krankenschwester hielt und der ich wieder auf Station den Bescheid zur Ausschabung heulend in die Hand drückte, zu mir sagte: ‚Was ist denn an einer Ausschabung so schlimm?'*
- *… ich, indem ich nicht über Alternativen aufgeklärt wurde und mir diese Ausschabung aufgezwängt wurde, die Selbstbestimmung über meinen Körper verloren habe. Dies führte bei mir zu einer posttraumatischen Belastungsstörung."*

Der respektvolle Umgang des medizinischen Personals mit der betroffenen Frau ist für die dauerhafte Verarbeitung des Geschehenen überaus wichtig. Die Selbstbestimmung geht in der aktuellen Situation in Deutschland häufig verloren, was dauerhafte Auswirkungen haben kann.

Studien zur abwartenden Haltung

Eine US-amerikanische Studie zeigt, dass bei einer abwartenden Haltung, die medikamentös mit Cytotec unterstützt wird, sehr gute Ergebnisse erzielt werden. Die eindeutige Empfehlung der Studie lautet, Frauen mit einer Fehlgeburt bis zur 13. Schwangerschaftswoche über die Möglichkeiten aufzuklären und ihnen die Entscheidung selbst zu überlassen.

Eine Ausschabung ist mit deutlich mehr Risiken behaftet als ein natürlicher Abgang. Für die Ausschabung wird eine Narkose benötigt und ein operativer Eingriff an der Gebärmutter vorgenommen. Dabei besteht immer die Gefahr einer Infektion. Manchmal entsteht Narbengewebe in der Gebärmutter, welches im schlimmsten Fall und besonders nach vielen Ausschabungen zum besagten Ashermann-Syndrom führen kann. Eine Studie aus China hat gezeigt, dass eine medikamentös unterstütze Fehlgeburt deutlich sicherer als eine operative Ausschabung war: In Folgeschwangerschaften traten bei den Frauen mit Ausschabung wesentlich häufiger Fehlgeburten, Plazentaanomalien wie Plazenta accreta oder Plazenta praevia, schwere Blutungen in der Nachgeburtsphase und Frühgeburten auf. Die Autoren dieser Studie sprechen sich für die medikamentös unterstützte, abwartende Haltung aus, insbesondere bei Frauen, die noch kein Kind haben.

Die in Deutschland oft von Ärzten angesprochene Gefahr der schweren Blutung bei einer kleinen Geburt ist äußerst gering. In den Niederlanden, wo bei Fehlgeburten bis Ende der 15. Schwangerschaftswoche immer abgewartet wird, bekommen die Frauen die Anweisung, in der Klinik anzurufen, wenn die Blutung so stark ist, dass eine Binde in weniger als 30 Minuten vollgeblutet ist. Die Zahl der Frauen, die eine schwere Blutung entwickeln, liegt unter 3 Prozent. Bis zu 1,4 Prozent dieser Frauen benötigen eine Bluttransfusion. In Bezug auf die Wartezeit bis zur kleinen Geburt gelten in den Niederlanden sechs Wochen abwarten als sicher.

Auch in Großbritannien ist die abwartende Haltung bei einer Fehlgeburt in den ersten zwölf Wochen völlig normal. Frauen bekommen, wenn nötig, Schmerzmittel und können zunächst 7 bis 14 Tage abwarten und sich dann entscheiden, ob sie weiter abwarten oder doch eine operative Beendigung der Schwangerschaft möchten. Das chirurgische Vorgehen, also die Ausschabung, ist dort standardmäßig nur für Patientinnen mit Komplikationen wie bereits vorhandenen starken Blutungen oder hohen Entzündungswerten vorgesehen. Zudem kann die Frau im Falle eines chirurgischen Eingriffs zwischen Teil- und Vollnarkose wählen, was in Deutschland absolut unüblich ist.

Es kann ganz unterschiedlich lange bis zur kleinen Geburt dauern, wenn auf einen natürlichen Abgang gewartet wird. Bei inkompletten Fehlgeburten geht dies in der Regel schneller als bei Missed Abortions. Häufig kommt es innerhalb der ersten ein bis zwei Wochen bereits langsam zu Blutungen. Es kann aber auch mehrere Wochen dauern, und möglicherweise schafft es der Körper es nicht, die Gebärmutter vollständig zu leeren. In diesen Fällen wird dann doch anschließend eine Ausschabung notwendig.

Es gibt Studien, die zeigen, dass die psychologische Verarbeitung bei einer abwartenden Haltung deutlich besser verläuft. Andererseits kann es sicher nicht jede Frau aushalten, unter Umständen mehrere Wochen abzuwarten. Aber das sollte sie selbst entscheiden dürfen.

Natürlich gibt es auch Gründe, die gegen eine abwartende Haltung sprechen. Dies ist beispielsweise der Fall, wenn die Blutung bereits sehr stark ist und der Kreislauf der Frau instabil ist oder wenn bereits Hinweise für eine Infektion vorliegen (zum Beispiel Fieber).

Hebammenbetreuung während und nach der Fehlgeburt

Jeder Frau steht auch bei einer Fehlgeburt Hebammenbetreuung zu. Da es in Deutschland nicht üblich ist, bei einer Fehlgeburt Hebammenbetreuung zu wählen, gibt es leider auch relativ wenige Hebammen, die dies anbieten und Erfahrung damit haben. Gut zu wissen ist, dass einer Frau auch nach einer Fehlgeburt die Nachsorge durch eine Hebamme gesetzlich zusteht.

Hebammenbetreuung während einer Fehlgeburt kann für die Frau sehr wichtig sein, da diese sie unterstützen und aufklären kann, was normal ist und was nicht. Obwohl jeder Frau die Hebammenunterstützung zusteht, wissen dies die wenigsten Frauen. Von 430 befragten Frauen wurde nur 20 (knapp 5 Prozent) eine Hebammenunterstützung angeboten. Selbst Frauen, bei denen die Geburt eingeleitet wurde und die ihr Kind aufgrund der fortgeschrittenen Schwangerschaftswoche spontan zur Welt bringen mussten, hatten in den meisten Krankenhäusern keine Hebamme an ihrer Seite. Oft wurde von diesen Frauen angegeben, dass die Hebammen im Kreißsaal mit Gebärenden mit lebenden Kindern zu tun hatten, die Vorrang hatten.

Diese Situation ist dramatisch, wenn man bedenkt, dass eine Frau beispielsweise in der 20. Woche ihr totes Kind zur Welt bringt und dabei ganz allein in ihrem Zimmer oder im Kreißsaal liegt. Wie hilfreich wäre eine Expertin an ihrer Seite, die sie unterstützt, die ganze Situation auch psychisch auszuhalten und die richtigen Dinge nach der Geburt zu tun. So kann die Hebamme beispielsweise dazu ermuntern, sich Zeit mit dem Kind zu nehmen, Fotos zu machen, das Kind in den Arm zu nehmen und die wenigen kostbaren Momente mit dem Kind auszukosten.

Umfrageergebnisse zu Rechten, Möglichkeiten und Optionen

In der Umfrage habe ich folgende Frage gestellt: *„Falls Sie dabei nicht selber bereits Ihr Kind durch eine Blutung verloren hatten: Wurde Ihnen* *die Möglichkeit angeboten, auf eine ‚kleine Geburt' zu warten oder wurden Sie ohne Alternative zur Ausschabung überwiesen? Wurden Sie während der Fehlgeburt von einer Hebamme betreut?"* Antworten konnten im Freitextfeld gegeben werden und waren dementsprechend teilweise umfangreich.

Die häufigste Antwort auf diese Frage war: *„Ich wurde ohne Alternative direkt zur Ausschabung geschickt und hatte keine Betreuung."* Von 409 Frauen, die diese Frage beantwortet haben, wurden 244 (60 Prozent) direkt zur Ausschabung ohne Nennung der Alternative geschickt. Viele Frauen gaben an, dass sie es so empfanden, dass sie zur Ausschabung gezwungen wurden und ihnen Alternativen verwehrt wurden. In einigen wenigen Fällen war die Ausschabung tatsächlich unumgänglich, da beispielsweise der Blutverlust bereits sehr hoch war. Manche Frauen erhielten Tabletten zur Einleitung der kleinen Geburt (vermutlich Cytotec) und brauchten anschließend keine Ausschabung mehr. 142 Frauen (35 Prozent) gaben an, dass die Alternative des Abwartens genannt wurde oder aufgrund der fortgeschrittenen Schwangerschaftswoche eine kleine Geburt mit Cytotec im Krankhaus eingeleitet werden musste. Das liegt daran, dass es sich hierbei um späte Fehlgeburten handelte, bei denen es Standard ist, das Kind zu gebären. In vielen Fällen, in denen zwar die Alternative zur Ausschabung genannt wurde, wurde vom Arzt jedoch davon abgeraten.

Von den 409 Frauen, die die Frage beantwortet haben, hatten nur 45 Hebammenbetreuung bei der Fehlgeburt (11 Prozent) – allerdings befanden sich fast alle von ihnen in einem fortgeschrittenen Stadium und mussten im Krankenhaus entbinden, sodass logischerweise auch eine Hebamme anwesend war. Einige Frauen haben auch angegeben, dass ihnen zwar keine Hebamme im Krankenhaus zur Seite stand, sie sich aber dennoch durch das Pflegepersonal und die Seelsorge sehr gut betreut gefühlt haben. Das bedeutet jedoch, dass nur ein sehr kleiner Teil der Frauen mit einer Fehlgeburt überhaupt über ihr Recht auf eine Hebamme zur Betreuung und Nachsorge aufgeklärt wurde.

Viele Frauen mit frühen Fehlgeburten, die sofort zur Ausschabung geschickt wurden, ohne dass ihnen die Alternative des Abwartens genannt worden wäre, waren Jahre später noch sehr traurig, als sie erfuhren, dass es eine Alternative gegeben hätte. Andere Frauen berichten, dass sie nach Alternativen zur Ausschabung gefragt hätten, aber keine genannt bekamen. Einige Frauen hatten von der Möglichkeit, auf eine kleine Geburt zu warten, gehört und fragten ihren Arzt danach, der ihnen jedoch dringend davon abriet – mit Argumenten, die nicht nachvollziehbar sind, einer Frau in dieser Situation unnötig Angst machen und sie daran hindern, eine informierte Entscheidung zu treffen. Einige wenige Frauen, die von der Möglichkeit des Abwartens wussten, deren Arzt ihnen aber dringend davon abriet, stellten sich zu Hause allein der kleinen Geburt – ohne weitere Betreuung.

Die Aussagen, die Ärzte zum Thema abwartende Haltung getroffen haben, sind manchmal haarsträubend und wenig einfühlsam: Ein Arzt sagte einer Patientin, die auf eine kleine Geburt warten wollte, dass dies bei ihr Krebs auslösen könnte (was nicht richtig ist!) und sie dies auf eigene Verantwortung tun müsste. Einer anderen wurde auf die Frage, ob sie abwarten könne, gesagt, dass sie dies auf eigene Verantwortung tun könne, dann aber verbluten könnte. Leider gibt es auch die umgekehrten Ratschläge von einigen Hebammen, dass die Frau unbedingt abwarten solle und eine kleine Geburt erleben müsse. Auch dies ist nicht korrekt, da die Entscheidung allein bei der Frau liegen sollte beziehungsweise eine neutrale Information über die Möglichkeiten erfolgen sollte. Diese unprofessionelle Art der Verunsicherung (in beide Richtungen) zeigt einmal mehr, dass die Leitlinien hier Klarheit für alle schaffen könnten.

Im Folgenden finden Sie auszugsweise Antworten auf meine Frage, ob Alternativen zur Ausschabung genannt worden sind und ob die Fehlgeburt von einer Hebamme betreut wurde.

„Ich wohnte in den Niederlanden und hatte drei Möglichkeiten: Ausschabung, Warten auf eine natürliche kleine Geburt oder Tabletten zur Einleitung einer kleinen Geburt. Wir warteten eine Woche (es war Weihnachten) und entschieden uns schließlich für die Tabletten. Ich nahm sie zu Hause, sollte mich aber bei stärkeren Blutungen telefonisch melden.“ (10. SSW, 2011)

„Leider weder noch, ich sollte direkt zur Ausschabung kommen und wurde behandelt wie jemand der sich zum Beispiel eine Warze entfernen lässt ... Alles ist sehr traurig gewesen, noch nicht mal mein Mann durfte dabeibleiben, und doofe Kommentare gab es auch noch dazu!“ (11. SSW, 2013)

„Ich habe selbst nach dem ‚natürlichen Weg‘ gefragt, aber mir wurde gesagt, dafür sei der Embryo schon zu groß, genauer: Dafür sei ‚zu viel Material‘ da. Eine Hebamme kam bei der Ausschabung nicht ins Spiel.“ (12. SSW, 2013)

„Ich wurde direkt ans nächste Krankenhaus überwiesen, wo mich nochmal eine Ärztin untersuchte und zu mir sagte: ‚Dann wollen wir mal sehen, ob die Diagnose Ihres Arztes richtig ist‘. Bei mir keimte sofort wieder Hoffnung auf, die sich aber gleich wieder zerschlug. Am nächsten Tag war dann gleich die Ausschabung und von einer Alternative war nie die Rede gewesen.“ (13. SSW, 2013)

„Es wurde erwähnt, aber dringlich zur Ausschabung geraten. Man sagte mir, es könne bis zu drei Wochen dauern, redete von starken Schmerzen und heftigen Blutungen, sodass meine Angst zu groß war, auf einen natürlichen Abgang zu warten.“ (10. SSW, 2012)

„Ich wurde mit Cytotec eingeleitet und durfte mein Baby so zur Welt bringen. Er wurde von einer Hebamme zur Welt gebracht und die war auch rund um die Uhr für mich erreichbar.“ (19. SSW, 2010)

„*Ich sollte auf die Blutung warten und wusste nicht, dass ich mich von einer Hebamme hätte betreuen lassen können.*" (5. SSW)

„*Man riet mir zur Ausschabung und dass es anders Monate dauern könnte, bis es ausgestanden wäre. Das machte mir Angst. Im Krankenhaus machte man mir aber auch Angst vor der Ausschabung, weil es zu diesem Zeitpunkt der Schwangerschaft zu Komplikationen kommen könnte. Man schickte mir im Anschluss eine Seelsorgerin. Ich blieb aufgrund des Blutverlusts eine Nacht im Krankenhaus. Man verwehrte mir, mein Kind zu sehen, es wäre nicht gut für mich, obwohl ich darum gebeten hatte. Dafür durften wir es bestatten.*" (14. SSW, 2013)

„*Natürlicher Abgang wurde angesprochen, aber als ‚unsinnig' und gefährlich abgetan. Daher gleich Überweisung zur Ausschabung. Hebamme nein.*" (11. SSW, 2014)

„*Keine Aufklärung angeboten, nur Überweisung ins Krankenhaus. Auf eigene Verantwortung gegangen, Kind zu Hause bekommen, keine anschließende Ausschabung. Drohverhalten des Frauenarztes.*" (17. SSW)

„*Ich habe Tabletten bekommen, wodurch das Baby zu Hause abgegangen ist.*" (9. SSW, 2010)

„*Ich hatte die Möglichkeit bekommen, auf die kleine Geburt zu warten, aber nach einer Woche hatte ich keine Kraft mehr, noch länger zu warten, da ich auch schon ständig Sorgen während der ganzen Schwangerschaft hatte.*" (10. SW, 2014)

„*Mir wurde von einer kleinen Geburt abgeraten, da dies lange dauern und zu Komplikationen führen könnte. Habe dann eine Überweisung zur Ausschabung erhalten. Eine Hebamme hat mich nicht betreut.*" (10. SSW, 2012)

„Ich wollte unbedingt auf die kleine Geburt warten und hatte auch schon mit einer Hebamme gesprochen. Von ärztlicher Seite wurde mir massiv Kontra gegeben (unter anderem: Sie können sonst Krebs kriegen!).“ (12. SSW, 2010)

„Mir war die Ausschabung ganz recht ... So konnte ich damit abschließen. Nein, keine Hebamme.“ (12. SSW, 2009)

„Bei der ersten wurde Dominik per OP still geboren. Leider war niemand da, der fragte, wie es mir geht, ich war allein in einem winzigen Zimmer. Bei Niklas lag ich in einem Zweibettzimmer und musste ihn dort zur Welt bringen, aber da waren die Schwester und die Seelsorge dabei, die mir halfen, es zu verkraften. Zwei Tage hatte ich ihn dann bei mir zum Verabschieden.“ (21. und 18. SSW, beide Schwangerschaften 2006)

„Nein, ich hatte eine Ausschabung. Meine Ärztin meinte, ich wäre schon zu weit in der Schwangerschaft.“ (9. SSW, 2014)

„Im Krankenhaus wurde direkt zur Ausschabung geraten, meine Frauenärztin riet mir abzuwarten, ob ‚alles‘ von allein abgeht. Sie meinte, operieren kann man immer noch. Im Nachhinein war es für mich die richtige Entscheidung.“ (7. SSW, 2011)

„Von Alternativen wurde abgeraten. Von einer Betreuung durch eine Hebamme wurde nichts gesagt.“ (8. SSW, 2012)

„Ich wurde sofort für einen Termin zur Ausschabung vorbereitet. Ich bin dann aber nach Hause und habe auf die ‚Geburt‘ gewartet. Ich wurde von keiner Hebamme betreut.“ (8. SSW, 2012)

„Ich habe mich mit meiner Hebamme beraten und gegen den ärztlichen Willen auf Wehen gewartet.“ (10. SSW, 2014)

„Ich bin mit Blutungen ins Krankenhaus gefahren, doch im Ultraschall war alles okay, und mein Kind hat auch gelebt. Ich habe mein Kind 30 Minuten später spontan in meinem Zimmer geboren. Ich wurde von den Schwestern und Ärzten im Stich gelassen und mir selbst überlassen. Die Hebammen haben mich ignoriert." (14. SSW, 2014)

Jede Frau hat die Wahl: Hinweise für Betroffene

Sie haben gerade erfahren, dass Ihr Kind in Ihrem Bauch nicht mehr lebt? Dann nehmen Sie sich die Zeit, zu begreifen, was passiert ist, und die Situation zu verstehen und anzunehmen. Wenn Sie das Gefühl haben, es zu brauchen, lassen Sie einen zweiten Ultraschall durchführen, um zu verstehen, dass das Baby nicht mehr lebt. In Ihnen sollten keine Zweifel zurückbleiben. Sie können Ihren Arzt auch um ein Ultraschallbild und den Mutterpass bitten, falls Sie ihn noch nicht erhalten haben, denn diese beiden Dinge empfinden viele Frauen als sehr wichtige Erinnerungen in der Trauerbewältigung. Geben Sie sich Zeit, informieren sich über die verschiedenen Möglichkeiten und treffen Sie dann erst eine Entscheidung. In der Regel gibt es keinen Grund für übereilte Entscheidungen. Egal, wie Sie sich entscheiden, es soll der für Sie richtige Weg sein.

Stellen Sie sich folgende Fragen in Ruhe und überlegen Sie sich gut, was sich für Sie persönlich richtig anfühlt:

- Möchte ich eine Ausschabung machen lassen oder auf eine kleine Geburt warten?
- Unterstützt mein Gynäkologe das abwartende Verhalten, oder muss ich mir einen anderen suchen, wenn ich mich dafür entscheide? Habe ich in der jetzigen Situation die Kraft dafür?
- Möchte ich Kontakt zu (m)einer Hebamme aufnehmen?

- Wie möchte ich von meinem Kind Abschied nehmen? Brauche ich noch etwas Zeit?
- Was soll mit meinem Kind geschehen? Möchten wir es selber beerdigen, oder soll das die Klinik übernehmen?

Die Problematik der Hilflosigkeit beim medizinischen Personal
Das medizinische Personal in Krankenhäusern – sowohl Ärzte als auch Pflegepersonal – ist häufig nicht geschult im Umgang mit Frauen, die ihr Kind verlieren oder verloren haben. Es fängt damit an, wie der Arzt der Frau mitteilt, dass ihr Kind nicht mehr lebt. Bei einem Krankenhausaufenthalt der Frau geht es damit weiter, mit wem sie ins Zimmer gelegt wird und wie über ihre Fehlgeburt gesprochen wird bis hin zur „Operation", die oft als Nummer im Krankenhaus abläuft.

Bei einer Fehlgeburt geht es auch um den Tod, über den niemand gerne spricht. Da das medizinische Personal häufig nicht für das Thema sensibilisiert ist, herrscht eine große Hilflosigkeit diesbezüglich. Aufgrund der Häufigkeit von Fehlgeburten kommt dann möglicherweise noch eine eigene Betroffenheit hinzu, die jedoch überspielt werden muss, um der beruflichen Situation standhalten zu können.

Für die betroffene Frau ist es sehr wichtig, wie sie behandelt wird. Doch hier treten gehäuft Probleme auf. Viele Krankenhäuser haben nur eine gynäkologische Station, auf der sich logischerweise auch Wöchnerinnen befinden – also Frauen, die gerade ein lebendes Kind geboren haben. In der Umfrage lautete die dritte Frage: „*Wenn Sie im Krankenhaus lagen: Lagen weitere Frauen mit Ihnen im Zimmer?*". Die Frage wurde von 79 Prozent (340 Frauen) beantwortet. Dabei wurden folgende vorgegebene Antworten ausgewählt:

- „Nein, ich hatte ein Einzelzimmer." (156 Frauen, 49 Prozent)
- „Ja, aber ich weiß nicht, warum diese Frau(-en) da waren." (106 Frauen, 31 Prozent)
- „Ja, Frauen mit anderen gynäkologischen Operationen." (32 Frauen, 9 Prozent)
- „Ja, ich lag mit Wöchnerinnen und/oder Schwangeren im Zimmer." (26 Frauen, 8 Prozent)
- „Ja, Frau(-en), die ebenfalls eine Ausschabung wegen Fehlgeburt hatte(-n)." (20 Frauen, 6 Prozent)

Auch wenn in dieser Umfrage „nur" 8 Prozent der Frauen ihr Zimmer mit Wöchnerinnen oder Schwangeren teilen mussten, so sollte dies doch nach Möglichkeit vermieden werden.

Auf die Frage, ob sich die Frau vom medizinischen Personal inklusive Ärzte gut betreut und in ihrer Situation respektiert gefühlt hat, haben in der Umfrage 58 Prozent mit „Ja" und 42 Prozent mit „Nein" geantwortet. Dies zeigt, dass auch hier noch viel Raum zur Verbesserung ist. Von den Frauen, die sich nicht gut behandelt fühlten, wurde am häufigsten angemerkt, dass sie kühl und wie ein medizinischer Vorfall behandelt wurden. Niemand berücksichtigte, dass es sich um ihr Kind handelte, das sie verloren hatten. Häufig waren auch Sprüche wie „Das ist keine große Sache, gleich ist es vorbei" oder „Sie können doch jederzeit wieder schwanger werden".

Insgesamt fühlen sich viele Frauen nicht ernst genommen und in ihrem Schmerz allein gelassen. Gerade Frauen mit einer späten Fehlgeburt, die das Kind spontan entbinden müssen, berichten erschreckend häufig davon, dass sie in ihrem Zimmer allein gelassen wurden und sich niemand für sie interessierte beziehungsweise die Hebammen bei „richtigen" Geburten im Kreißsaal benötigt wurden. Das Leid und der Kummer dieser Frauen sind unvorstellbar, sie vergrößern den Schmerz und verlängern zusätzlich die Trauerphase und den Bewältigungsprozess. Viele Frauen, die befragt wurden, sprechen von einer traumatischen Erfahrung in Bezug auf die Behandlung in der Klinik.

Auch die Wortwahl des medizinischen Personals spielt eine große Rolle. Natürlich sind Fehlgeburten und Ausschabungen in Krankenhäusern an der Tagesordnung. Ein oft verwendeter Terminus ist dabei „Schwangerschaftsmaterial" oder einfach „Material". Der Mediziner meint damit natürlich den Embryo/Fötus und das dazugehörige Gewebe wie Plazenta, Nabelschnur und so weiter. Für sehr viele Frauen ist der Gedanke, dass ihr Kind als Material bezeichnet wird, aber sehr schlimm. Es ist wünschenswert, dass auch in der Art, wie mit einer Frau über das Ende ihrer Schwangerschaft gesprochen wird, Sensibilität statt Gedankenlosigkeit vorherrscht.

Mutterschutz und Wochenbett

Eine Frau hat nur Anspruch auf Mutterschutzurlaub und Mutterschaftsgeld nach einer Geburt, wenn das Kind mindestens 500 Gramm wog oder bei der Geburt lebte. Gesetzlich steht einer Frau also nach einer Fehlgeburt kein Mutterschutz zu, wohl aber nach einer Totgeburt. Hebammenbetreuung hingegen steht jeder Frau nach einer Geburt zu, auch nach einer Fehlgeburt.

Wenn möglich sollte die Frau dennoch so lange krankgeschrieben werden und sich selber die Zeit zugestehen, bis sie sich in der Lage fühlt, wieder arbeiten zu gehen. Viele Frauen brauchen Zeit, bis sie am Geschehen der Welt wieder teilnehmen können, denn ihre eigene Welt steht gerade still. In der Umfrage schrieben sehr viele Frauen, dass sie nur wenige Tage oder gar nicht krankgeschrieben wurden. Viele von ihnen hätten sich gewünscht, eine Zeit zu Hause bleiben zu können. Diese Möglichkeit sollte ihnen von ärztlicher Seite gegeben werden. Die Psyche und der Körper brauchen Zeit, sich von dem Erlebten zu erholen und es zu verarbeiten. Das können viele Frauen nicht, wenn der normale Alltag sie sofort wieder im Griff hat.

Die körperliche Situation

Die hormonelle Situation nach einer Fehlgeburt trägt dazu bei, dass es eine Weile dauern kann, bis eine Frau sich körperlich wieder fit fühlt. Es dauert je nach Schwangerschaftswoche unterschiedlich lange, bis das Schwangerschaftshormon abgebaut ist. Die Hormone spielen verrückt, bis sich alles wieder normalisiert hat.

Der weibliche Körper hat sich erst wenige Wochen zuvor auf eine Schwangerschaft eingestellt, was viele Veränderungen hervorgerufen hat. Nach einer Ausschabung oder kleinen Geburt geht dies ziemlich abrupt zurück, und der Körper versucht wieder in sein Normalprogramm zu wechseln. Dies dauert für gewöhnlich mindestens zwei bis drei Wochen. Eine Frau befindet sich nach einer Fehlgeburt also für kurze Zeit im Wochenbett und sollte sich ebenso wie eine Wöchnerin körperlich schonen und umsorgt werden.

Viele Frauen unterschätzen anfangs die Zeit, die sie brauchen, um sich von der Fehlgeburt zu erholen. Deshalb sei jeder Frau geraten, sich Zeit zu geben, bis zumindest der Körper wieder zurück zum Ausgangszustand gefunden hat. Die Seele benötigt mindestens so lange, eher länger. Als Faustregel gilt, dass die Erholungszeit in etwa so lange dauert, wie die Schwangerschaft gedauert hat.

Die psychische Belastung

Die psychische Belastung durch eine Fehlgeburt sollte nicht unterschätzt werden. Es ist unter Experten anerkannt, dass eine Fehlgeburt bei der betroffenen Frau und ihrem Partner Trauerprozesse auslöst, die ganz unterschiedlich lang dauern können. Oft ist es bei einem betroffenen Paar so, dass spätestens nach sechs Monaten die Trauer um das verlorene Kind deutlich nachlässt. Aber auch eine Trauerphase von bis zu einem Jahr ist nicht ungewöhnlich. Für die erfolgreiche psychische Bewältigung einer Fehlgeburt helfen aus Expertensicht folgende Punkte:

- eine stabile Partnerschaft,
- ein gutes soziales Netz (Umfeld),
- ein aktiv-konfrontativer Umgang mit dem Verlust des Kindes.

Aktiv-konfrontativ kann eine Frau mit dem Verlust des Kindes nur umgehen, wenn sie ein für das Thema sensibilisiertes Umfeld hat. Andernfalls wird genau das schwierig.

Negativ auf die Psyche wirken sich hingegen Schuldgefühle aus, weshalb Frauen aus diesem Gedankenkarussell unbedingt aussteigen sollten.

Wann wieder schwanger werden?

Gerade Frauen, die bereits einen längeren Kinderwunsch haben, wollen nach einer Fehlgeburt oft schnellstmöglich wieder schwanger werden. Aus medizinischer Sicht spricht nichts dagegen, eine Periode abzuwarten und dann wieder zu versuchen, schwanger zu werden. Auch wenn viele Ärzte ihren Patientinnen immer noch raten, drei bis sechs Monate abzuwarten, bis sie eine erneute Schwangerschaft anstreben, so gibt es keine medizinischen Gründe dafür. Früher nahm man an, dass die Gebärmutterschleimhaut Zeit benötigt, um sich wieder aufzubauen, dies ist jedoch längst widerlegt. Schwangerschaften, die direkt nach einer Fehlgeburt eingetreten sind, weisen keine höhere Fehlgeburtsrate auf als Schwangerschaften nach einigen Monaten. Es gibt sogar eine Studie, die besagt, dass das Risiko einer erneuten Fehlgeburt in den ersten sechs Monaten nach einer solchen am niedrigsten ist [http://www.aerzteblatt.de/nachrichten/42260]. Dies gilt allerdings nur, wenn es keine anderen medizinischen Gründe wie eine Infektion gibt, die dagegensprechen.

Außerdem sollte sich jede Frau darüber im Klaren sein, dass eine neue Schwangerschaft nicht das verlorene Kind ersetzen kann, auch wenn der Kinderwunsch sehr stark ist. Deswegen sollte der Trauerprozess unbedingt abgeschlossen sein und sich die Frau physisch und psychisch für eine erneute Schwangerschaft in der Lage fühlen. Oft ist das erst nach einigen Zyklen der Fall.

Natürlich muss die Frau bei einer neuen Schwangerschaft auch mit der Angst vor einer erneuten Fehlgeburt umgehen. Wenn starke Ängste vor einem wiederholten Verlust den neuen Kinderwunsch überschatten, kann eine psychologische Begleitung helfen.

Es ist gut zu wissen, dass die allermeisten Schwangerschaften nach einer Fehlgeburt gut verlaufen, nur bei 1 bis 2 Prozent der Frauen kommt es erneut zu einer Fehlgeburt.

Möglichkeit der Beerdigung des Kindes

Unabhängig davon, ob eine Ausschabung durchgeführt wird oder ein natürlicher Abgang geschieht, besteht in den meisten Bundesländern die Möglichkeit, das Kind zu beerdigen.

Jedes Bundesland hat eigene Bestattungsregeln. Fakt ist, dass es in vielen Bundesländern wie beispielsweise Nordrhein-Westfalen (NRW) gesetzlich verankert ist, dass auch Fehl- und Totgeborene beerdigt werden *müssen* – auch wenn das leider nicht immer so gehandhabt wird. Ebenso besteht eine Informationspflicht des medizinischen Personals gegenüber der Frau oder den Eltern. Jede betroffene Frau in NRW muss also zwingend über die Möglichkeit der Beerdigung informiert werden.

Sehr viele Friedhöfe haben heute sogenannte Sternenfelder. Hierbei handelt es sich um Sammelgrabfelder für Fehl- und Totgeburten. Eltern können entscheiden, ob sie ihr Kind selbst beerdigen möchten (es gilt gesetzlich unter 500 Gramm nicht als Leichnam) oder ob eine Sammelbestattung beispielsweise auf einem solchen Sternenfeld geschehen soll. Kliniken bieten dies in der Regel im viertel- oder halbjährlichen Abstand an, oft zusammen mit Gedenkgottesdiensten. Eltern dürfen ihr Kind auch ausgehändigt bekommen und selber beerdigen. Manche Frauen oder Paare möchten es beispielsweise im eigenen Garten beisetzen und einen Baum darauf pflanzen.

Für viele Frauen und Paare ist der Friedhof ein wichtiger Ort, an dem ihr Kind seine letzte Ruhe findet. Sie möchten einen Ort haben, an dem sie trauern können und gestalten das Sternenfeld häufig mit. Das ist für viele Menschen wichtig, um mit der Trauer umgehen zu können. Vielleicht macht es das Kind, das sie nie kennenlernen durften, auch realer und greifbarer.

Erstaunlich und erschreckend ist, dass in der Umfrage 53 Prozent der Frauen angaben, dass ihnen die Möglichkeit, das Kind zu beerdigen, nicht genannt wurde. Frauen, die in der 13., 14., sogar in der 20. Schwangerschaftswoche ihr Kind verloren, schrieben, dass ihnen gesagt wurde, dass es dafür noch zu klein gewesen sei.
Für Frauen, die ihr Kind durch eine Fehlgeburt verlieren, ist dieses Zurückhalten von Informationen oftmals dramatisch. Eine Frau, die ihr Kind in der 23. Woche tot geboren hatte, schrieb, dass sie kein Geld für eine Beerdigung gehabt habe und das Kind deshalb im Müll gelandet sei. Vielen Frauen, die nachfragten, was mit ihrem Kind passiert, bekamen Antworten wie „Das wird entsorgt" oder „Das geht in den Klinikmüll". Diese Frauen quält der Gedanke oft noch viele Jahre später. Sie sind zu Recht empört, dass ihnen die Möglichkeit einer Beerdigung nicht genannt wurde. Vielleicht hätten sie sonst besser ihren Frieden mit dem Erlebten schließen können.

Interessanterweise besteht in fast allen Bundesländern für Kinder über 500 Gramm eine Bestattungspflicht. Wiegt ein verlorenes Kind also 499 Gramm, gilt es nicht als Kind, wiegt es 500 Gramm, dann schon. Für betroffene Frauen ist das absurd. Wie kann Bürokratie entscheiden, ab wann einer Frau oder einem Paar das Recht zugestanden wird, von ihrem Kind zu sprechen?

Glücklicherweise ist das Bestattungsrecht in den letzten Jahren in vielen Bundesländern hinsichtlich fehlgeborener Kinder geändert worden. Heute besteht auch für sie in viel mehr Bundesländern als noch vor wenigen Jahren bereits Bestattungspflicht. Außerdem gibt es heute in fast allen Bundesländern das Recht der Eltern, ihr Kind auf eigene Kosten zu bestatten, egal wie klein es ist. In vielen Bundesländern ist im Bestattungsrecht explizit festgelegt, dass die Ehrfurcht vor den Toten auch für Kinder unter 500 Gramm gilt und diese mit Würde behandelt werden sollten. Leider gibt es aber mit Bremen auch immer noch ein Bundesland in Deutschland, welches Fehlgeburten bis zwölf Wochen nach Empfängnis, also bis zur 14. Schwangerschaftswoche, nicht als bestattungswürdig anerkennt und nur in Ausnahmefällen eine Bestattung genehmigt. Angesichts der Regelungen vieler anderer Bundesländer ist dies für Frauen in Bremen nicht zu verstehen.

Vielen Eltern, die ihr Kind verlieren, ist nicht bekannt, dass sie ein Recht auf Bestattung haben. Deshalb wurden in einigen Bundeländern die Bestattungsgesetze um Hinweispflichten ergänzt. So verpflichten Baden-Württemberg, Bayern, Berlin, Bremen, Mecklenburg-Vorpommern, Nordrhein-Westfalen und Schleswig-Holstein die Leitung der Einrichtung (also die Klinik oder Praxis), in der die Geburt erfolgt, zum Hinweis auf die Bestattungsmöglichkeit gegenüber zumindest einem Elternteil. In Schleswig-Holstein müssen auch Hebammen oder Entbindungspfleger, die bei der Geburt zugegen sind, die Eltern über diese Möglichkeit informieren. Nur in Niedersachsen ist der bei der Fehlgeburt anwesende Arzt verpflichtet, die Eltern zu informieren, dass es die Möglichkeit gibt, das Kind zu bestatten.

Die Bestattungsregelungen der einzelnen Bundesländer

Das Bestattungsrecht ist Ländersache. Nicht in allen Bundesländern besteht eine Bestattungspflicht für fehlgeborene Kinder, aber in allen Bundesländern ist dies grundsätzlich möglich, wenn die Eltern dies möchten. Die Kosten für eine Bestattung sind immer von den Eltern zu tragen, sofern von der Klinik keine Sammelbestattung veranlasst wird. Im Folgenden werden Regelungen in den Bestattungsgesetzen der einzelnen Bundesländer erläutert. Berücksichtigt wurde, ab wann Bestattungspflicht besteht, ob und wann Eltern das Recht haben, ihr Kind zu beerdigen und ob Informationspflicht darüber besteht (Stand: Januar 2024). In Klammern ist jeweils das Jahr angegeben, in dem die letzte Änderung im Gesetz für das jeweilige Bundesland inkraft trat.

Baden Württemberg (2021)
Kinder mit einem Gewicht von mindestens 500 Gramm müssen bestattet werden. Fehlgeburten (unter 500 Gramm) sind auf Verlangen eines Elternteils zu bestatten. Ist die Geburt in einer Einrichtung erfolgt, hat deren Träger sicherzustellen, dass mindestens ein Elternteil auf diese Bestattungsmöglichkeit hingewiesen wird. Können oder möchten die Eltern nicht bestatten, muss die Klinik dies übernehmen.

Bayern (2016)
Bestattungspflicht besteht bei Kindern ab 500 Gramm Gewicht. Fehlgeborene Kinder unter 500 Gramm dürfen einzeln oder in Grabfeldern bestattet werden. Über diese Optionen müssen die Eltern informiert werden. Können oder möchten die Eltern nicht bestatten, muss die Klinik dies übernehmen. Wissenschaftliche Untersuchungen dürfen nur nach ausdrücklicher Genehmigung der Eltern vorgenommen werden. Danach muss das Kind würdevoll bestattet werden.

Berlin und Brandenburg (2021)
Ab 500 Gramm gilt das totgeborene Kind als Leiche, darunter als Fehlgeburt. Bis 1.000 Gramm muss nicht bestattet werden, darf aber, wenn die Eltern das wünschen. Die Eltern eines fehl- oder totgeborenen Kindes müssen von der Einrichtung, in der die Fehlgeburt stattfand, über die Bestattungsmöglichkeit informiert werden.

Bremen (2020)
Bestattungspflicht besteht ab der 500-Gramm-Grenze. In Bremen kann eine Fehlgeburt unterhalb dieser Grenze auf Wunsch eines Elternteils beerdigt werden, wenn sie mindestens zwölf Wochen nach der Empfängnis geschehen ist. Dazu wird eine ärztliche Bescheinigung benötigt. Ausnahmen davon werden nur in begründeten Einzelfällen von den Behörden genehmigt. Eltern müssen über diese Möglichkeit informiert werden. Wünschen sie dies nicht, muss die Klinik oder Einrichtung für eine würdevolle Beisetzung sorgen. Kinder, die vor der 12. Schwangerschaftswoche fehlgeboren wurden, müssen von der Klinik gesammelt auf einem Friedhof beigesetzt werden.

Hamburg (2019)
Kinder mit einem Gewicht unter 1.000 Gramm sind nur auf Wunsch der Eltern zu beerdigen. Wünschen die Eltern dies nicht, müssen sie eingeäschert und auf einem Grabfeld unter freiwilliger Teilnahme der Eltern zur Ruhe gebettet werden, sofern sie nicht für wissenschaftliche Zwecke benötigt werden. Bestattungspflicht ab 1.000 Gramm Gewicht.

Hessen (2018)
Hessen verzichtet als einziges Bundesland auf eine Gewichtsgrenze. Stattdessen unterscheidet es für die Bestattung tot geborener Kinder, ob sie vor oder nach Ablauf des sechsten Schwangerschaftsmonats geboren worden sind. Eltern, die ihr Kind vor Ablauf des sechsten Schwangerschaftsmonats verlieren, haben ein Recht darauf, es beerdigen zu können.

Mecklenburg-Vorpommern (2021)
Bestattungspflicht gilt für Kinder ab 1.000 Gramm. Bei einem Gewicht unter 1.000 Gramm muss die Klinik zumindest einen Elternteil über die Möglichkeit der Bestattung informieren, und das Kind kann dann nach Vorlage einer ärztlichen Bescheinigung bestattet werden.

Wünschen die Eltern dies nicht, muss die Klinik Kinder, die nach der 12. Schwangerschaftswoche geboren wurden, auf einem Friedhof beisetzen.

Niedersachen (2019)
Bestattungspflicht besteht ab einem Gewicht von 500 Gramm. Fehlgeborene Kinder, die unter diesem Gewicht liegen, können auf Wunsch eines Elternteils bestattet werden. Ist die Fehlgeburt in Anwesenheit eines Arztes geschehen, so ist dieser verpflichtet, den Eltern die Bestattungsmöglichkeit zu nennen. Möchten die Eltern ihr Kind nicht bestatten, muss die Klinik das fehlgeborene Kind einäschern.

Nordrhein-Westfalen (2022)
Tot- und fehlgeborene Kinder können ohne Gewichtsgrenze beigesetzt werden. Die Eltern müssen über diese Möglichkeit informiert werden und können sich entscheiden, was sie tun. Wünschen sie dies nicht, ist die Einrichtung zur Beisetzung verpflichtet.

Rheinland-Pfalz (2019)
Kinder mit einem Gewicht von mindestens 500 Gramm müssen beerdigt werden. Bei einem Gewicht von unter 500 Gramm können die Eltern die Beerdigung des Kindes beantragen. Die Klinik muss die Eltern über diese Möglichkeit informieren. Beantragen die Eltern keine Bestattung, muss die Klinik die Kinder sammelbestatten und den Ort der Bestattung dokumentieren.

Saarland (2021)
Tote Kinder mit einem Gewicht von mindestens 500 Gramm müssen beigesetzt werden. Kinder, die darunter liegen, können auf ausdrücklichen Wunsch eines Elternteils bestattet werden. Es wird im Gesetz ausdrücklich erwähnt, dass dies auch für fehlgeborene Kinder gilt, die nicht in der Klinik zur Welt kamen.

Sachsen (2018)
Kinder, die mehr als 500 Gramm wiegen, müssen in Sachsen beerdigt werden. Kinder, die weniger wiegen, dürfen nach Vorlage eines ärztlichen Attests beigesetzt werden.

Sachsen-Anhalt (2014)
Auf Wunsch eines Elternteils können Fehlgeborene mit einem Gewicht von unter 500 Gramm beigesetzt werden. Bestattungspflicht besteht für Kinder mit einem Gewicht über 500 Gramm.

Schleswig-Holstein (2018)
Für Kinder, die mindestens 500 Gramm wiegen, besteht Bestattungspflicht. Fehlgeborene Kinder, die unter diesem Gewicht liegen, können auf Wunsch eines Elternteils bestattet werden. Die Eltern müssen über diese Möglichkeit von der Klinik informiert werden.

Thüringen (2018)
Bestattungspflicht besteht für Kinder mit einem Gewicht von 500 Gramm oder mehr. Eltern haben die Möglichkeit, ihr Kind, das weniger wiegt, beerdigen zu lassen. Wenn die Eltern dies nicht möchten, muss der bei der Geburt anwesende Arzt oder die anwesende Hebamme für eine Sammelbestattung sorgen.

Hinweis für betroffene Frauen mit Fehlgeburten in der Vergangenheit:
Da in den letzten Jahren in vielen Bundesländern das Bestattungsrecht hinsichtlich Fehl- und Totgeborenen geändert wurde, ist es möglich, dass es zu dem Zeitpunkt, als Sie Ihr Kind verloren haben, noch keine Bestattungspflicht in Ihrem Bundesland gab. Sie haben aber die Möglichkeit, Ihr Kind nachträglich vom Standesamt anerkennen zu lassen (siehe nächster Abschnitt).

Die Anerkennung des Kindes auf dem Standesamt

Die offizielle Anerkennung von Kindern, die in der Schwangerschaft oder bei der Geburt verstorben sind, war lange undenkbar, da die Tabuthemen Fehlgeburt und auch Totgeburt nicht gesellschaftlich thematisiert wurden. Frauen aus vergangenen Generationen mussten ihren Schmerz meist mit sich allein ausmachen und konnten auf wenig Verständnis hoffen. Dazu beigetragen hat auch die Gesetzeslage, die vor Juli 1979 besagte, dass ein Kind eine Mindestlänge von 35 Zentimetern haben musste, um auf dem Standesamt eingetragen werden zu können. Kinder, die kleiner waren, wurden nicht als solche anerkannt. Das Gewicht war dabei völlig irrelevant.

Zum 1. Juli 1979 änderte sich etwas in der Gesetzgebung: Ab da konnten auf den Standesämtern Kinder eingetragen werden, die mindestens 1.000 Gramm wogen. 1994 wurde die Gewichtsgrenze zur standesamtlichen Anerkennung von fehl- und totgeborenen Kindern dann auf 500 Gramm heruntergesetzt.

Am 15. Mai 2013 trat eine entscheidende Änderung des § 31 der Personenstandversordnung inkraft. Eltern haben seitdem die Möglichkeit, die Geburt eines fehlgeborenen Kindes ohne Gewichtsgrenze, auf Wunsch auch mit Namen, eintragen zu lassen. Für manche Frauen und Paare ist das sehr wichtig, um zu zeigen, dass ihr Kind offiziell existiert hat.

Das Ehepaar Martin aus Hessen hatte lange gekämpft und unermüdlich eine Petition verfolgt, damit Eltern ein Recht auf eine standesamtliche Eintragung ihres verlorenen Kindes mit Namen bekommen. Dafür haben sie bei ihrer Petition über 40.000 Unterstützer im Internet gefunden. Von 1994 bis Mai 2013 konnten nur Kinder mit einem Gewicht von mindestens 500 Gramm eingetragen werden, nun können alle Kinder eingetragen werden, deren Eltern das möchten. Völlig unabhängig von der Schwangerschaftswoche und dem Gewicht können Eltern ihre Kinder heute ins Stammbuch der

Familie eintragen lassen. Es erfolgt jedoch keine Beurkundung oder Eintragung im Personenstandsregister. Es handelt sich um eine völlig neue Form der Eintragung, die es so bisher nicht gab.

Obwohl verlorene Kinder unter 500 Gramm rein rechtlich immer noch als Fehlgeburten gelten, so werden sie im Stammbuch doch als „Kind" eingetragen. Das ist ein wichtiges Zeichen dafür, dass diese Kinder langsam auch in der Gesellschaft anders wahrgenommen werden. Außerdem ist es ein Zeichen der Würde diesen Kindern gegenüber. Aktuell läuft eine Petition, damit es auch in Österreich möglich wird, verlorene Kinder auf dem Standesamt eintragen zu lassen.

Wie kann ich mein Kind eintragen lassen?

Die Eintragung beim Standesamt ist freiwillig für Kinder bis 500 Gramm. Kinder, die 500 Gramm und mehr wiegen, müssen hingegen eingetragen werden.

Für die Bescheinigung beim zuständigen Standesamt sind notwendig:

- der Personalausweis oder Reisepass der Mutter beziehungsweise der Eltern und
- eine Bescheinigung vom Arzt oder der Hebamme, aus der hervorgeht, dass es eine Fehlgeburt gab. Alternativ kann auch der Mutterpass vorgelegt werden, wenn aus ihm die Fehlgeburt hervorgeht.

Das zuständige Standesamt ist hierbei das, welches im Zuständigkeitsbereich der Klinik oder dem Ort liegt, in der die Fehlgeburt stattfand, unabhängig davon, wo sich der Wohnort der Mutter befindet. Die Standesämter sind dazu verpflichtet, die Bescheinigung auszustellen, wenn alle notwendigen Unterlagen vorliegen.

Wenn die Fehlgeburt zu Hause stattgefunden hat, können Frauen sich an ihren Gynäkologen wenden, damit dieser die Fehlgeburt bescheinigt. Nach einer Ausschabung kann das Krankenhaus oder die Praxis die notwendige Bescheinigung darüber ausstellen. Es gibt keine zeitliche Frist, bis zu der das Kind eingetragen werden müsste. Prinzipiell kann ein Kind auch noch Jahre nach der stattgefundenen Fehlgeburt eingetragen werden, wenn alle notwendigen Unterlagen vorliegen. Auch Kinder, die vor dem In-Kraft-Treten der Gesetzesänderung verloren wurden, können eingetragen werden. So können auch rückwirkend Geburten eingetragen werden, die bereits zehn Jahre oder länger zurückliegen. Das Gesetz gilt rückwirkend und ist unbefristet wirksam.

Wenn zum Zeitpunkt der Fehlgeburt das Geschlecht des Kindes noch nicht bekannt war, kann diese Angabe ausgelassen werden. Für das Kind kann dennoch ein Name angegeben werden. Viele Eltern wählen einen Unisex-Namen wie beispielsweise Kai, Kim oder Sascha. Es darf jedoch auch ein geschlechtsspezifischer Name angegeben werden, obwohl kein Geschlecht eingetragen wird. Das bleibt allein den Eltern überlassen.

Die Gebühren für die Bescheinigung variieren, liegen aber meist um die 10 Euro.

Auf dem urkundlichen Formular wird Folgendes eingetragen:

- der Name und Vorname des Kindes (wenn gewünscht),
- das Geschlecht (falls bekannt),
- der Geburtsort,
- das Geburtsdatum,
- der Name und Vorname von Mutter und Vater,
- die Religionszugehörigkeit (wenn gewünscht).

3. Umgang mit einer Fehlgeburt

Um es vorwegzunehmen: Es gibt nicht den richtigen Umgang mit einer Fehlgeburt. Für jede Frau und jedes Paar gibt es nur einen individuellen Weg, damit umzugehen, der für sie richtig ist. Was die eine Frau als hilfreich empfindet, ist für eine andere vielleicht kein Trost. Deshalb ist es für jede Frau wichtig, herauszufinden und auch auszuprobieren, wohin der eigene Weg führt. Wichtig ist dabei, in sich hineinzuhören und sich nicht in Formen pressen zu lassen, die nicht passen.

Die Verarbeitung eines solchen Verlusts wie bei einer Fehlgeburt – wie auch bei allen anderen Verlusten – dauert ganz unterschiedlich lange. Dabei gibt es kein Richtig und kein Falsch. Ein Trauerprozess braucht seine Zeit, um den Verlust überwinden zu können. Allerdings: Wenn eine Frau dauerhaft das Gefühl hat, in einem Loch zu sitzen, aus dem sie aus eigener Kraft nicht mehr herauskommt, sollte sie sich dringend psychologische Unterstützung suchen.

Schuldgefühle

Alle Frauen, mit denen ich gesprochen habe, hatten uneingeschränkt eines gemeinsam. Sie stellten sich die Frage, was sie falsch gemacht haben könnten. Es ist die Frage nach der Schuld, die sich unweigerlich stellt. Weil Frauen meistens keinen Grund genannt bekommen können, suchen sie die Schuld bei sich. Was habe ich gemacht, gegessen, erlebt, was zur Fehlgeburt geführt hat? Die Antwort darauf lautet: Nichts!

Es ist wichtig zu wissen, dass in der Regel nichts und niemand diese Fehlgeburt hätte aufhalten können. Es passiert und dafür kommen vielerlei Gründe infrage. Sie haben aber nichts damit zu tun, dass die Frau etwas falsch gemacht hat. Auch die Frage, ob vielleicht nicht doch das Bier oder die Medikamente am Wochenende, bevor man erfuhr, dass man schwanger ist, daran schuld ist, ist absolut unsinnig.

Eine Fehlgeburt geschieht in den allermeisten Fällen völlig unabhängig davon, was die Frau getan hat. Oft steht bereits bei der Befruchtung oder nach der Einnistung fest, ob sich ein Kind richtig entwickeln wird oder nicht. Es ist im Grunde ein natürlicher Verlauf, denn die meisten Kinder, die durch eine Fehlgeburt verloren gehen, wären nicht überlebensfähig gewesen. Ein Chromosomenfehler, eine Fehlanlage, ... was auch immer zur Fehlgeburt geführt hat, es hatte meistens seinen Grund. Letztendlich hat die Natur entschieden, und wir Menschen müssen die Situation akzeptieren.

Alle Frauen sollen wissen: Du bist nicht schuld! Also gib dir auch selbst keine Schuld und bürde dir diese Last nicht auch noch auf. Halte dir im Zweifel vor Augen, dass täglich Kinder geboren werden, deren Mütter keinerlei Rücksicht auf die Schwangerschaft genommen haben. Du hattest es einfach nicht in der Hand. Das musst du leider lernen zu akzeptieren.

Schuldgefühle bei Missed Abortion (MA)

Bei einer festgestellten MA ist es leider oft so, dass die Frau das tote Kind bereits einige Wochen im Bauch trägt. Umso größer ist der Schock, wenn feststeht, dass es nicht mehr lebt. Aber gerade in der Frühschwangerschaft verspürt die Frau ja weder Kindsbewegungen noch sonstige deutliche Anzeichen, die vom Kind ausgehen. Das Schwangerschaftshormon HCG wird zwar nach einer MA vom weiblichen Körper nicht mehr produziert, aber es wird nur sehr langsam abgebaut, sodass sich eine Frau auch nach dem Tod des Kindes noch schwanger fühlt. Selbst Übelkeit kann weiterhin vorhanden sein. Viele Frauen fühlen sich daher vom eigenen Körper regelrecht betrogen und verlieren das Vertrauen in ihn. Denn er hat ihnen „vorgegaukelt“, alles sei in Ordnung. Die Schwangerschaft ist auf dem Kalender vorangeschritten, doch in Wirklichkeit war sie schon vorbei.

Zu erfahren, dass man nichts gemerkt hat, tut weh und kann den Glauben und das Vertrauen in den eigenen Körper schwächen. Dennoch hat der Körper im Grunde alles richtig gemacht. Für manche Frauen kann es heilsam sein, sich in Ruhe von ihrem Kind zu verabschieden und es dann gehen zu lassen – unabhängig davon, auf welche Art. Frauen, die für sich annehmen können, dass es eine natürliche Entscheidung vom Körper ist, kein schwerstkrankes Kind weiterzuentwickeln, können insgesamt deutlich besser damit fertig werden und dies akzeptieren.

Abschiednehmen und Trauerrituale

Eine Fehlgeburt bedeutet für die Frau, dass sie ihr Kind verloren hat. Egal wie klein dieses Kind war, egal ob sie diese Schwangerschaft herbeigesehnt hat oder auch ungewollt schwanger war, sie hat ihr Kind verloren. Eine Frau ist unweigerlich ab dem Moment, wo der Embryo sich in der Gebärmutterschleimhaut einnistet, körperlich mit ihm verbunden. Damit entstehen nicht unbedingt direkt Muttergefühle. Aber die Frau spürt, auch körperlich, dass da etwas ist, sich verändert und sie beeinflusst. Dieses Kind ist ein Teil der Frau, es ist mit ihr verbunden. Und deshalb entsteht dann, wenn dieses Kind stirbt und weg ist, auch Trauer. Viele Frauen spüren nach einer Fehlgeburt eine große Leere. Sie verunsichert sie, sie ist einfach da und nimmt von ihnen Besitz. Viele Frauen können das Gefühl zunächst nicht einordnen. Es ist Trauer. Die Trauer um einen verlorenen kleinen Menschen, der ihr Kind ist.

Viele Frauen können diese Leere nicht als Trauer wahrnehmen. Sei es, weil die Gesellschaft es so vorgibt oder weil sie es selbst nicht einordnen können oder wollen. Sie trauern, können die Trauer aber oft nicht fassen und als solche begreifen. Deshalb ist die Akzeptanz der Trauer ein wichtiger Schritt zur Verarbeitung. Denn Trauer, die verdrängt und übergangen wird, holt uns irgendwann wieder ein. Es gibt Frauen, die einige Zeit oder sogar viele Jahre später zunächst ohne erkennbaren Grund oder durch eine scheinbare „Kleinigkeit" an einer Depression erkranken. Erst im Laufe der Therapie wird dann klar, dass der nicht verarbeitete Verlust dahintersteckt. Deshalb ist es wichtig, der Trauer und den negativen Gefühlen Raum zu geben und das Erlebnis zu verarbeiten.

Wenn wir einen geliebten Menschen im nahen Umfeld verlieren, nehmen wir bewusst Abschied und trauern. Es gibt meistens eine Trauerzeremonie und eine Bestattung. Die Trauerfeier und die Beerdigung können ganz unterschiedlich sein: kirchlich oder unabhängig, Erdbestattung oder Einäscherung, klassischer Friedhof oder Seebestattung – die Möglichkeiten sind vielfältig. Genauso ist es bei einer Fehlgeburt. Frauen beziehungsweise Paare können individuell Abschied nehmen, um den Verlust zu bearbeiten und ihm Raum einzuräumen.

Menschen benötigen oft Rituale, um Dinge verarbeiten zu können. So kann es helfen zu wissen, dass das Kind auf einem Sternenfeld liegt, zusammen mit vielen anderen kleinen Kindern. Andere Eltern, die keine Möglichkeit hatten, ihr Kind zu beerdigen, haben symbolisch im Garten das Ultraschallbild begraben. Es kann auch helfen, auf einem Regal oder Schränkchen eine Weile eine Art Gedenkecke für das Kind einzurichten. Dort können das Ultraschallbild und der Schwangerschaftstest oder sonstige Erinnerungen in der Trauerphase stehen. Andere Frauen machen sich eine Erinnerungskiste, die sie bei Bedarf herausholen und anschauen. Viele der befragten Frauen sagten, dass sie anfangs extra einen für jeden sichtbaren Platz in der Wohnung zur Erinnerung an das Kind eingerichtet oder Bilder aufgehängt haben, damit es sichtbarer wird und auch andere Menschen sehen, warum sie trauern.

Vielen Frauen hilft natürlich auch der Austausch mit dem Partner. Der Partner darf in dieser Situation nicht vergessen werden, denn auch er hat sein Kind verloren. Da Männer mit einer Fehlgeburt oft ganz anders als ihre Partnerin umgehen, entsteht für die Frau häufig der Eindruck, sie sei ganz allein mit ihrer Trauer. Aber Männer sind wahre Verdrängungskünstler und Meister darin, Gefühle nicht heranzulassen. Was leider nichts hilft, denn zur Verarbeitung ist das Reden der Partner miteinander wichtig. Frauen sollten ihrem Partner erklären, was sie fühlen, damit er es verstehen kann. Gerade, weil Männer oft anders mit emotionalen Themen umgehen, sollten Frauen sich erklären, um sich so gegenseitig verstehen zu können. Es kann Paare in der gemeinsamen Trauer letztendlich noch enger zusammenschweißen, leider aber auch voneinander entfernen.

„Ich habe viel geweint, bis mein Partner gesagt hat, ich müsse damit aufhören. Ich habe meinen Mutterpass und das erste Ultraschallbild behalten. Das sind meine größten Schätze.“ (9. SSW, 2012)

Auch der Austausch mit anderen Betroffenen kann bei der Trauerbewältigung helfen. Manche Frauen tauschen sich in Internetforen aus, andere besuchen Selbsthilfegruppen. Es gibt auch Frauen, die sich an einen Psychotherapeuten wenden und dort professionelle Hilfe suchen. In der Umfrage haben Frauen erzählt, dass sie jeden Abend eine Kerze anzünden, dass sie beten, dass sie bis zur körperlichen Erschöpfung Sport treiben, dass sie in Urlaub fahren, dass sie ihrem Sternenkind Briefe schreiben, dass sie schnellstmöglich wieder schwanger werden wollten et cetera. Es gibt viele Wege, der Trauer Platz zu geben. Egal, wie dieser Weg aussieht, wenn er sich für die Frau richtig anfühlt, sollte sie ihn gehen. Sie muss mit der Situation im Reinen sein.

Ich habe die Frauen gefragt, wie sie getrauert haben und ob sie Erinnerungsstücke an das Kind und die Schwangerschaft aufbewahrt haben, wie beispielsweise den positiven Schwangerschaftstest oder ein Ultraschallbild. Von allen befragten Frauen haben 417 (97 Prozent) diese Frage beantwortet. Fast alle haben Erinnerungsstücke aufbewahrt. Nur eine einzige Frau hat geantwortet: *„Nein, ich habe das ganz pragmatisch gesehen, die Natur hat entschieden"*. Eine weitere schrieb, sie habe alles weggeworfen, aber es brenne dafür jeden Abend eine Kerze bei ihr zu Hause. Auch hieran ist wieder zu sehen, dass jede Frau ihre eigene Art hat, die Fehlgeburt zu verarbeiten und keine davon falsch sein kann, wenn es sich für die Frau richtig anfühlt.

Neben der Aufbewahrung von Erinnerungsstücken scheint ein weiterer grundlegender Aspekt der Verarbeitung zu sein, die Trauer zuzulassen und darüber zu reden. Dafür sind verständnisvolle Menschen wichtig, die die Frau und gegebenenfalls ihren Partner verstehen und ihnen eine Stütze sind. Verständnisvolle Menschen im Umfeld, die die Trauer mitgehen, so lange sie auch dauern mag, sind ein wichtiger Aspekt der Trauerarbeit.

Manche Frauen lassen sich zur Erinnerung an ihr Kind ein Tattoo stechen oder pflanzen bewusst einen Baum im Garten, machen Fotos von ihrem Kind oder auch Fußabdrücke, wenn es bereits groß genug dafür war. Gerade die Fotos sind oft wichtige Erinnerungsstücke an das Kind. Früher war es absolut unüblich und meistens wurde der Frau sogar verweigert, ihr Kind zu sehen, auch wenn sie das wollte. Mediziner dachten früher, dass es nicht gut für die Frau sei und ihren Schmerz verschlimmere. Heute weiß man zum Glück, dass genau das Gegenteil der Fall ist. Zwar scheuen sich viele Frauen zunächst davor, aber Hebammen ermutigen Frauen inzwischen häufig dazu, ihr Kind anzuschauen und zu halten. Alle befragten Frauen, die dies getan haben, sind sehr dankbar für dieses Erlebnis und fanden ihr Kind wunderschön und haben die Momente mit ihm genossen.

Es gibt inzwischen in Deutschland eine Initiative von ehrenamtlichen Fotografen, die in Kliniken fehlgeborene Kinder fotografieren, damit die Eltern professionelle Erinnerungsstücke haben. Ebenso gibt es Initiativen, die winzige Mützchen oder Leibchen für Sternenkinder stricken, um sie würdig beerdigen zu können. War das Kind hierfür noch zu klein, gibt es eine andere sehr schöne Initiative mit dem Namen „Sternenbärchen“. Diese gibt Paaren, die eine frühe Fehlgeburt erleiden, ein kleines Bärchen an die Hand, welches das verlorene Kind symbolisieren soll. Damit sollen Betroffene einen kleinen Trost, eine Wertschätzung erhalten und sehen, dass sie nicht allein sind. Dass man sieht, was ihnen passiert ist. Dass es nicht nebensächlich ist.

Trauerrituale der befragten Frauen

In meiner Umfrage habe ich den Frauen folgende Frage gestellt: *„Wie haben Sie getrauert? Haben Sie Erinnerungen an das Kind, wie beispielsweise den positive Schwangerschaftstest oder ein Ultraschallbild aufgehoben?“*

Die beispielhaften Antworten zeigen eindrucksvoll, wie unterschiedlich Frauen trauern.

„Ich habe mich direkt damit auseinandergesetzt und bin auch offen damit umgegangen. Eine Zeitlang habe ich die Ultraschallbilder aufbewahrt und dann weggeworfen.“ (12. SSW, 2014)

„Ich befinde mich immer noch in der Trauerphase. Ich rede viel über den Verlust, vor allem mit meinem Mann. Wir malen uns aus, wie es unserem Baby im Himmel geht und schauen aber auch realistisch und positiv in die Zukunft. Auf unserem Wohnzimmertisch haben wir einen kleinen ‚Altar‘ aufgebaut mit den eingerahmten Ultraschallbildern, einer Blume, einer Kerze und dem ersten Kuscheltier, welches wir nach Absetzen der Pille im März gekauft haben.“ (8. SSW, 2014)

„Ich hab den Schwangerschaftstest aufbewahrt und das Ultraschallbild von der Kontrolluntersuchung im Krankenhaus eingerahmt. Vom Frauenarzt habe ich leider nie ein Ultraschallbild bekommen. Wir haben uns einen kleinen Altar gebaut mit Engelsfiguren. Meinen rechten Unterarm ziert eine Linie mit den Initialen des Kindes ...“ (10. SSW, 2013)

„Wir haben nichts aufbewahrt. Jeden Abend brennt für das Kind eine Kerze bei uns zu Hause.“ (9. SSW, 2007)

„Ich habe die Ultraschallbilder aufbewahrt, habe mir ein Erinnerungsbuch gekauft und gestaltet und bin in einer Selbsthilfegruppe für Sternenkinder-Eltern.“ (11. SSW, 2011)

„Es gab beim ersten Ultraschall Bilder. Habe lange gebraucht, damit klarzukommen, und auch heute ist das Thema für mich noch nicht abgeschlossen.“ (11. SSW, 2005)

„Habe kein Bild gehabt. Eigentlich erst fast zwei Jahre später in einer Mutter-Kind-Kur halbwegs verarbeitet.“ (12. SSW, 2011)

„Ich wurde psychologisch betreut. Ich habe Ultraschallbilder, Kleidung und mein Schwangerschaftstagebuch aufgehoben.“ (14. SSW, 2011)

„Wir haben einen Pflaumenbaum gepflanzt. Dort lege ich manchmal Blumen ab. Außerdem habe ich mir ein Erinnerungstattoo stechen lassen. Eine Gedenkecke mit den einzigen beiden Ultraschallbildern, Engelsfiguren, frischen Blumen und Kerzen habe ich eingerichtet. Ich bin ebenfalls in einem Forum für Sterneneltern aktiv.“ (9. SSW, 2011)

„Ich habe Ultraschallbilder und eine Therapie gemacht.“ (11. SSW, 2008)

„Habe alles, was ich habe in einer kleinen Kiste, habe zwei Wochen bewegungsunfähig auf dem Sofa gelegen.“ (21. SSW, 2007)

„Nach einiger Zeit habe ich alle Erinnerungen in eine Box gelegt, sehr stark geweint und sie verschlossen.“ (12. SSW, 2013)

„Das Ultraschallbild wurde aufgehoben. Reger Austausch mit anderen Frauen, die bereits eine Fehlgeburt hinter sich hatten.“ (8. SSW, 1995)

„Ich habe einen kleinen Tisch im Schlafzimmer, darauf sind Kleinigkeiten, die mir bei der Trauerarbeit geholfen haben und ein Bild von mir während der Schwangerschaft und ein Ultraschallbild.“ (10. SSW, 2011)

„Ja, bis heute hüte ich die Ultraschallbilder, den Schwangerschaftstest, die ersten Socken, Strampler und Kleinigkeiten, die mich an meine Sternenkinder erinnern ... Ich habe mit meinem Psychologie-Dozenten geschrieben, weil ich sehr depressiv belastet darauf reagiert habe ... Er hat mich aufgefangen, das tat gut ... Konnte alle meine Gefühle aufschreiben, ohne mich schämen zu müssen. Zu einem späteren Zeitpunkt wollte ich noch einmal professionelle psychologische Hilfe in Form einer Kurzzeittherapie machen, aber es gab keine Psychologen dafür.“ (10. SSW, 2009)

„Ich habe geweint und geschrien, mich blutig gekratzt. Halb war es wegen des verlorenen Kindes, halb wegen der aufgezwängten OP, seit der ich mich wie vergewaltigt fühle. Ich habe auch darum getrauert, dass mir die Möglichkeit genommen wurde, dabei zu sein, als mein Kind von mir ging. Die Vorstellung, dass die ‚Reste‘ einfach so als Sondermüll verbrannt wurden, hat mich fast wahnsinnig gemacht. Ich war lange Zeit sehr traurig darüber, dass ich kein Ultraschallbild bekommen hatte. So war das einzige, das ich von meinem Kind hatte, der Untersuchungsbericht des Schwangerschaftsmaterials: Mein Kind war kein ‚malignes Material‘. Eine andere ‚greifbare‘ Erinnerung hatte ich nicht. Das war sehr schwer für mich.“ (6. SSW, 2010)

Die Situation der Männer

Bei einer Fehlgeburt steht zunächst die Frau im Mittelpunkt, da sie auch körperlich betroffen ist. Häufig wird dabei vergessen, dass auch der Mann sein Kind verloren hat.

Da viele Menschen sich nicht trauen, die betroffene Frau direkt anzusprechen, dient der Mann häufig als Mittelsmann. Er wird befragt, wie es seiner Frau geht und muss Auskünfte erteilen. Die wenigsten Menschen fragen ihn jedoch, wie es ihm geht, wie er mit der Situation zurechtkommt und wie er sich fühlt. Für Männer ist dies eine doppelte Belastung. Sie sind meist in großer Sorge um ihre Frau, die möglicherweise sogar im Krankenhaus liegt. Sie wollen für sie da sein, sie trösten und auffangen. Aber sie haben auch ihren eigenen Schmerz, ihre eigene Trauer. Sie waren in den meisten Fällen ebenso in Vorfreude auf ihr Kind und haben sich ein Leben mit ihm bereits ausgemalt und vielleicht auch schon vorbereitet. Auch ihr Traum und ihre Hoffnungen, Vater zu werden, platzen.

Es kann durch diese Situation in einer Beziehung zu Missverständnissen kommen. Wenn der Mann für seine Frau da sein möchte und dabei versucht, immer stark zu sein, wie es der klischeehaften Männerrolle entspricht, so kann dies bei der Frau dazu führen, dass sie enttäuscht und verletzt ist, weil sie sich allein mit ihrer Trauer fühlt. Männer sollten ebenso wie Frauen versuchen, ihre Trauer zuzulassen und einen Weg der Trauerarbeit zu finden. Idealerweise kann das Paar die gemeinsame Trauer auch gemeinsam bewältigen und gestärkt aus der Situation hervorgehen.

Wie Männer trauern, kann ebenso unterschiedlich sein wie bei Frauen. Sie fühlen sich oft noch hilfloser als die Frau. Eine häufige männliche Eigenschaft ist jedoch ziel- und lösungsorientiertes Denken und Handeln. Viele Männer fühlen sich besser, wenn sie etwas tun können. Ihre Art zu trauern, kann sich dadurch sehr von der der Frau unterscheiden. So kann es sein, dass es dem Mann hilft, etwas für das verlorene Kind zu werkeln, etwas für das Grab zu gestalten oder zum Thema zu lesen. Beide Partner sollten in jedem Fall die Art, wie der andere mit der Trauer umgeht, respektieren. Im besten Fall können sie sich gegenseitig stützen und Kraft geben. Gespräche sind ein wichtiges Verbindungsglied zwischen den verwaisten Eltern, wie die Aussagen der befragten

Frauen zeigen. Leider können sich Paare in dieser Situation aber auch voneinander entfernen.

„Mein Mann ist sehr sensibel. Ich hätte mich sehr gefreut, wenn auch die Ärzte und alle anderen auf die Bedürfnisse meines Mannes eingegangen wären. Denn er war hilflos daneben bei der Geburt und bei der Ausschabung danach musste er mich, seine Frau, gehen lassen und hoffen, dass nichts passiert.“ (19. SSW, 2014)

„Mein Mann war mir eine sehr große Stütze. Auch wenn er mit dem Verlust schwer zurechtkam, haben wir gemeinsam drüber reden und weinen können.“ (12. SSW, 2013)

„Von meinem Partner kam nach der ersten Fehlgeburt leider wenig Verständnis. Sein Kommentar war, dass es nur ein Zellhaufen gewesen wäre! Nach der zweiten Fehlgeburt sparte er zwar mit solchen Kommentaren, aber wirklich darüber geredet haben wir bis heute nicht. Ich habe nicht das Gefühl, dass er nachvollziehen kann, dass es für mich meine Kinder waren, die ich verloren habe.“ (7. SSW, 2011)

„Mein Mann ist fast selber daran zerbrochen. Für ihn war es seine erste Beerdigung und dann auch noch das eigene Kind. Er war trotzdem total toll und aufmerksam und rührend um mich besorgt.“ (13. SSW, 2013)

„Ja, überwiegend waren alle sehr verständnisvoll, aber irgendwie konnte mir niemand über die Trauer hinweghelfen. Gespräche mit meinem Mann waren die einzig hilfreichen.“ (11. SSW, 2011)

„Selbst mein Mann konnte mit meiner Trauer nicht umgehen, der Rest der Familie hat das Thema bis heute vermieden.“ (19. SSW, 2007)

„Mein Mann und ich können gut damit umgehen. Unsere Kinder haben ihren Platz, ob an der Hand oder fest im Herzen“. (9. SSW, 2007)

„Nur mein Ex-Mann und meine Mutter haben mich nicht so unterstützt, wie ich es erwartet hätte. Mein Ex-Mann hat über meinen Kopf entschieden, dass die Sternchen nicht beerdigt werden. Außerdem hat er mich bei beiden Entbindungen allein im Krankenhaus gelassen." (19. SSW, 2005)

„Gerade auch mein Mann konnte die Trauer nicht nachvollziehen und hatte kaum Verständnis. Für ihn war es eben noch kein richtiges Kind." (15. SSW, 2013)

„Mein damaliger Mann hat die Situation nicht wie ich empfunden. In der Familie hieß es, das sei doch noch gar kein Kind gewesen. Meine Ehe ist in Folge der Kinderwunschbehandlung und auch der Fehlgeburt inzwischen zerbrochen." (9. SSW, 1999)

„Ich war nur froh, dass ich meinen Mann an meiner Seite hatte ..." (10. SSW, 2013)

„Mein Mann war sehr hilfreich und verständnisvoll, das war am wichtigsten. Er hatte auch Verständnis für mich, als ich wochenlang emotional außer mir war." (10. SSW, 2013)

„Mein Mann sagte, ich solle den Vorfall vergessen und mich nicht immer damit konfrontieren." (7. SSW, 2011)

„Mein Mann, unsere Tochter und ich haben zusammen getrauert und auch geweint. Wir haben für unsere Sternentochter gebetet und eine Kerze angezündet." (9. SSW, 2007)

„Ich hätte mir mehr Trost von meinem Mann gewünscht." (8. SSW, 2011)

„Habe viel mit meinem Mann darüber gesprochen, wir haben uns versucht abzulenken und viel zusammen unternommen. Ich habe noch die Ultraschallbilder." (9. SSW, 2013)

„*Am Anfang haben mein Mann und ich sehr unterschiedlich getrauert, das aber auch gegenseitig respektiert. Heute sind unsere Sternchen fester Bestandteil unseres Lebens!*" (5. SSW, 2013)

„*Getrauert habe ich, indem ich mit meinem Mann viel geweint habe, und durch Musik. Mein Mann und ich stammen beide aus Dänemark, und mein Mann hat mir nach der Ausschabung stundenlang alle Lieder auf unserem Flügel vorgespielt, die ich hören wollte (meist Kirchenlieder, die ich seit meiner Kindheit kenne). Das war wie eine Beerdigung/Trauerfeier für uns.*" (9. SSW, 2014)

„*Mir hat einfach nur die Zeit geholfen – und mein Mann, der mir trotz seiner eigenen Trauer, die er so anders auslebte als ich, eine große Stütze war.*" (10. SSW, 2003)

Tipps für Männer zum Umgang mit der Trauer

- Spüren Sie in sich hinein und nehmen Sie Ihre eigene Trauer wahr. Das Zulassen der Trauer ist ein wichtiger Schritt, um den Verlust Ihres Kindes zu verarbeiten.
- Überlegen Sie, was Ihnen helfen könnte, die Trauer zu bewältigen. Und tun Sie es!
- Versuchen Sie nicht, den starken Mann zu spielen. Weinen kann auch für Männer ein gutes Ventil sein, Trauer zuzulassen.
- Suchen Sie für sich Kraftquellen und Menschen, mit denen Sie offen über Ihre Traurigkeit sprechen können.
- Passen Sie auf sich auf! Ablenkung beispielsweise durch Arbeit kann Ihre Trauer verdrängen, statt sie zu verarbeiten.
- Nehmen Sie Hilfe an, wenn Sie sich Ihnen bietet. Seien es Gespräche mit Freunden, anderen Betroffenen oder auch professionellen Gesprächspartnern.

Was kann ich für meine Partnerin tun?

- Seien Sie für Ihre Partnerin da und respektieren ihre Trauer – auch wenn sie anders damit umgeht als Sie selbst und es länger anhält als bei Ihnen.
- Sprechen Sie mit ihr über das verlorene Kind.
- Sprechen Sie mit ihr über Ihre Gefühle, und hören Sie sich ihre Gedanken und Gefühle an.
- Fragen Sie sie, was Sie tun können, um sie zu unterstützen.

Eine Fehlgeburt und die Trauer darüber können zu einer tiefen Verbundenheit zwischen Paaren führen. Das bedeutet, dass ein Paar gestärkt aus einer solchen Krisensituation hervorgehen kann. Das funktioniert allerdings nur, wenn die Partner sich und ihren Schmerz gegenseitig respektieren. Die Partner müssen miteinander sprechen und ihre Gefühle und Gedanken mitteilen. Beide müssen akzeptieren, dass der Partner möglicherweise andere Gefühle und Gedanken als man selbst hat. Dennoch sollten sie sich gegenseitig in ihrem Umgang mit der Trauer bestärken und unterstützen.

Was ist mit der Sexualität?

Mit dem Verlust eines Kindes kann auch die Sexualität eines Paares aus dem Gleichgewicht geraten und muss neu gefunden werden. Zunächst einmal steht dabei der körperliche Zustand der Frau im Vordergrund, denn sie muss sich von den körperlichen und hormonellen Belastungen und Veränderungen der Schwangerschaft und des traurigen Endes erholen. Auch die Blutungen müssen vorbei sein, da es sich wie im normalen Wochenbett um eine Wunde handelt, die abheilen muss und nicht um eine Periodenblutung.

Abgesehen von den körperlichen Aspekten kann die Sexualität jedoch auch aus anderen Gründen zunächst ein schwieriges Thema sein. So hat schließlich der Geschlechtsverkehr erst zu der Schwangerschaft geführt (sofern es keine künstliche Befruchtung war) und kann manchmal in der Anfangsphase als „Verrat am Kind“ empfunden werden. Auch Männer können im sexuellen Bereich beeinträchtigt sein, weil sie Schuldgefühle empfinden, ihrer Frau „das angetan zu haben“.

Sexualität kann aber auch als partnerschaftliche gegenseitige Versicherung der Liebe und des Lebens empfunden werden. Durch Sexualität und dabei empfundene Lust kann auch ein Stück weit die Lebendigkeit wieder gespürt werden. Wie bei allen anderen Themen gibt es hier kein Richtig und kein Falsch. Wichtig ist nur, dass die Partner sich ohne Erwartungsdruck begegnen, miteinander reden und einen gemeinsamen Weg finden, indem sie die gegenseitigen Bedürfnisse respektieren. Auch wenn es bei Kinderwunsch absurd erscheint, sollte im ersten Zyklus nach der Fehlgeburt verhütet werden.

Die Beerdigung des verlorenen Kindes

Die Beerdigung scheint für die meisten Menschen ein wichtiger Schritt im Trauerprozess zu sein. In der Umfrage habe ich die Frauen gefragt, ob ihr Kind beerdigt wurde und ob sie darüber überhaupt entscheiden konnten. Insgesamt 417 Frauen haben diese Frage beantwortet. 198 Frauen (circa 47 Prozent) bekamen die Möglichkeit der Beerdigung genannt, wovon nur 17 dieser Frauen (knapp 9 Prozent) ihr Kind nicht beerdigen wollten. 219 Frauen (circa 53 Prozent) bekamen die Möglichkeit der Beerdigung überhaupt nicht genannt, obwohl das selbstverständlich sein sollte, da es in allen Bundesländern möglich ist und in einigen sogar Informationspflicht besteht. Damit wurde diesen Frauen auch die Möglichkeit verweigert, ein für viele Menschen wichtiges Trauerritual durchzuführen. Erstaunlich ist auch, dass sehr viele Frauen auf diese Frage geantwortet haben, ihr Kind sei noch zu klein gewesen (bis zur 13. Schwangerschaftswoche). Offenbar wurde diesen Frauen also auch nicht die Option der Beerdigung als Trauerritual genannt, obwohl es möglich gewesen wäre.

Viele Frauen, denen die Möglichkeit der Beerdigung genannt wurde, konnten auch über die Art der Bestattung entscheiden. Viele entschieden sich für Sternenfelder, aber auch Einzelbestattungen oder Beisetzungen im Familiengrab wurden durchgeführt. Das ist weder makaber noch übertrieben – wie leider vielen Frauen vom Umfeld suggeriert wird –, sondern ein individueller Weg, mit dem Verlust des eigenen Kindes umzugehen.

Betroffene Frauen und Paare sollten über ihre Möglichkeiten informiert werden, um sich genau überlegen zu können, was sie möchten. Sie können ihr Kind selbst beerdigen, einer Sammelbestattung auf einem Sternenfeld zustimmen oder nichts davon in Anspruch nehmen. Frauen, die die Möglichkeit zum Zeitpunkt der Fehlgeburt nicht kannten, leiden häufig besonders darunter, nicht zu wissen, was mit ihrem Kind geschehen ist. Auf Nachfrage der Frauen gab es häufig unzureichende oder unpassende Antworten, wie diese Beispiele zeigen:

„Heute, über drei Wochen nach der Fehlgeburt, weiß ich noch immer nicht, was mit meinem Kind ist. Angeblich wäre es beim Pathologen, so meine erbettelte Info ein paar Tage danach – doch es gibt keinen Pathologiebericht vom Kind, also war es doch nicht da. Eine Ärztin meinte zu mir: ‚Ne, Bestattung gibt es hier nicht, das wird bei uns entsorgt', und auf mein Drängen hin, den Oberarzt zu sprechen, bekam ich von dem dann die Antwort, dass es ein Sternenkinderfeld gibt, wo Kinder hinkommen, die aufbewahrt wurden." (14. SSW, 2014)

„Ich bekam meinen Sohn nach neun Stunden Wehen, ausgelöst durch eine vorzeitige Plazentaablösung und hatte ein mitfühlendes Team von Ärzten und Hebammen, die mich durchgehend betreut haben, bis mein Sohn auf meiner Brust liegend zu den Sternen reiste. Danach wurde der Rest der Plazenta per Vollnarkose ausgeschabt. Da mein Sohn zu allem Erstaunen 1,5 Stunden lebte, hatte ich das ‚Glück' frei zu entscheiden und bekam auch viel Infomaterial vom Krankenhaus mit. Allerdings kann man in der Situation schwer entscheiden, was das Richtige oder Falsche ist. Hätte man weniger Druck auf mich ausgeübt, hätte ich mich für ein Einzelgrab auf einem Friedhof entschieden. Er hat jetzt auch ein Einzelgrab allerdings auf einem Sternenkinderfeld und dieses wird einfach nach zehn Jahren aufgelöst. Das tut sehr weh!" (21. SSW, 2011)

Wenn Frauen erst später erfahren, dass es die Möglichkeit gegeben hätte, ihr Kind zu beerdigen, sind sie sehr häufig tief verletzt und empört. Der erlittene Verlust schmerzt sie dann noch stärker, und sie haben das Gefühl, nicht ernst genommen worden zu sein. Wieder einmal wird hieran deutlich, wie wichtig der respektvolle Umgang der Außenwelt mit der Situation für die betroffene Frau ist. Wenn sie das Gefühl hat, ihre Situation werde nicht ernst genommen und sei ja gar nicht so schlimm, führt dies oft dazu, dass sie sich selber nicht eingesteht, dass dieser Verlust für sie eine große Bedeutung hat, was langfristig zu psychischen Problemen führen kann.

Da nach deutschem Gesetz Kinder, die nicht lebend zur Welt kamen und unter 500 Gramm wiegen, offiziell nicht als Leichen gelten, haben Eltern das Recht, ihr Kind auch selber an einer frei gewählten Stätte wie beispielsweise im heimischen Garten zu beerdigen. Manche Hebammen bieten dafür spezielle Kästchen an, die gestaltet werden können und in denen das kleine Kind beerdigt werden kann. Frauen, bei denen nach einer Fehlgeburt kein Kind da ist, das beerdigt werden könnte (zum Beispiel bei einer Blasenmole), können symbolisch etwas beerdigen, wie beispielsweise den positiven Schwangerschaftstest.

In den meisten Bundesländern können jedoch inzwischen Fehlgeburten auf dem Friedhof beigesetzt werden (siehe Abschnitt „Bestattungsregeln der einzelnen Bundesländer"). Findet keine Sammelbestattung auf einem Sternenfeld oder Ähnlichem statt oder möchte ein Elternteil dies nicht, so können die Kinder wie gesagt auch in einem eigenen Grab oder im vorhandenen Familiengrab beigesetzt werden. Dies ist natürlich auch eine Kostenfrage und die Kosten variieren stark. Es gibt inzwischen einige Bestatter, die bei der Beisetzung eines fehlgeborenen Kindes nur die Unkosten in Rechnung stellen, um die Eltern zu unterstützen. Leider gibt es ebenso schwarze Schafe unter den Bestattern, die verzweifelten Eltern übertriebene Kosten in Rechnung stellen. Paare sollten sich umhören, bei Bestattern in ihrer Umgebung nachfragen und Angebote einholen, wenn der Wunsch nach einer offiziellen Einzelbeerdigung da ist.

Das Grab

Auch der Umgang mit dem Grab ist sehr unterschiedlich. Manchen Frauen reicht es zu wissen, dass das Kind von der Klinik in einem Sternenfeld beigesetzt wurde. Andere hingegen besuchen die von vielen Kliniken veranstalteten Abschiedsfeiern für verwaiste Eltern oder überlegen sich eine eigene Abschiedszeremonie. Manche Frauen und Paare gestalten das Grab selber, besuchen es (unabhängig davon, ob es sich um ein Sternenfeld oder ein Einzelgrab handelt) regelmäßig und bringen kleine Geschenke wie Teddys oder frische Blumen dorthin. Einige machen das in der anfänglichen Trauerphase, andere hingegen über Jahre oder auch dauerhaft.

Folgende Frage habe ich den Frauen gestellt: „*Falls Ihr Kind auf einem Sternenfeld oder Ähnlichem beerdigt wurde, haben Sie das Grab je besucht oder sogar gestaltet?*“

Von 181 Frauen, deren Kind beerdigt wurde, haben mir 161 (89 Prozent) diese Frage beantwortet. 79 von ihnen besuchen bis heute regelmäßig das Grab ihres Kindes (49 Prozent), obwohl die Fehlgeburt mitunter schon Jahre zurückliegt. Bei einigen wurde das Kind im Familiengrab beigesetzt und ist somit fester Bestandteil von Familienbesuchen. Diese Frauen und Familien bringen auch regelmäßig frische Blumen dorthin. Dabei spielt es keine Rolle, wie lange die Fehlgeburt her ist. Eine Frau, die ihr Kind 1994 in der 11. Schwangerschaftswoche verloren hat, besucht ebenfalls bis heute regelmäßig das Sternenfeld, in dem ihr Kind beerdigt wurde.

36 Frauen, die diese Frage beantwortet haben, haben anfangs das Grab gestaltet und in der Trauerphase häufig besucht (22 Prozent). 24 Frauen haben allein oder mit ihrem Partner eine eigene Zeremonie zu Hause zur Trauerbewältigung durchgeführt (15 Prozent). Dies geschah auf verschiedene Arten: Manche haben ihr Kind im Garten beerdigt oder einen Baum gepflanzt, andere haben eine Gedenkecke in der Wohnung errichtet oder ein Ultraschallbild aufgehängt. Einige Frauen, die nicht wissen, wo ihr Kind beerdigt ist, weil sie diese Information nie erhalten und nie nachgefragt haben, besuchen sym-

bolisch ein Sternenfeld oder eine Gedenkstätte für Sternenkinder in ihrer Nähe. Es tröste sie, dass es einen solchen Ort gibt, wo kleine Seelen Ruhe finden. Dies zeigt die Bedeutung solch ritueller Orte für manche Menschen.

22 Frauen, deren Kind beerdigt wurde, haben das Sternenfeld nie besucht (14 Prozent). Einige dieser Frauen wissen nicht, wo sich dieses Sternenfeld befindet, hatten aber auch keine Motivation, es herauszufinden, da es für sie keine Hilfe gewesen wäre. Am häufigsten wurde von diesen Frauen berichtet, dass sie das Grab aus psychischen Gründen nicht besucht haben, da sie sich nicht in der Lage sahen, dies auszuhalten.

Erstaunlicherweise haben auch 13 Frauen, die nicht die Option genannt bekamen, ihr Kind beerdigen zu lassen, explizit auf diese Frage geantwortet. Ihnen fehle diese Möglichkeit sehr, schrieben sie. Dies verdeutlicht einmal mehr die Wichtigkeit der eigenen Entscheidung.

Drei Frauen fanden es übertrieben, eine so frühe Fehlgeburt zu beerdigen, da es sich ja nur um einen Zellklumpen handle. Alle drei verloren ihr Kind in der 9. Schwangerschaftswoche. Zwei dieser Frauen antworteten interessanterweise jedoch bei der Frage nach der Verarbeitung, dass sie es nie verarbeiten werden und die Ultraschallbilder aufbewahrt haben und regelmäßig anschauen. Auch die dritte von ihnen betrachtet die Ultraschallbilder noch regelmäßig.

Der „Zellklumpen“ hat in der 9. Schwangerschaftswoche bereits ein Gesicht, Arme und Beine, alle Organe sowie ein Nervensystem. Da die unschöne Begrifflichkeit des Zellklumpens auch häufig von Außenstehenden zu hören ist, ist diese Denkweise vermutlich gesellschaftlich-kulturell geprägt. Meiner Ansicht nach ist dies ein Zeichen für fehlende Akzeptanz der Trauer um das verlorene Kind, das mehr war als ein Zellklumpen. Die Verarbeitung des Verlusts würde durch seine Anerkennung sicher erleichtert. Frauen sollten versuchen zu akzeptieren, dass es ihr Kind war und auch – wenn sie das Bedürfnis danach haben – eine würdige Bestattung verdient hat, egal wie winzig es war.

Die Antworten auf die Frage nach dem Grab zeigen, dass es für die meisten Frauen wichtig und richtig war, ein Grab oder eine Stelle zu haben, an der sie trauern konnten.

Neben den Frauen, die die Möglichkeit der Beerdigung nicht kannten, dürfen natürlich nicht die Frauen vergessen werden, die ihr Kind nicht beerdigen konnten, weil sie es bereits durch eine natürliche Blutung verloren hatten. Häufig kommen die Blutungen für die Frauen überraschend. Dann geht manchmal alles sehr schnell und der Embryo landet beispielsweise in der Toilette. Frauen haben mir berichtet, dass sie dies wahrgenommen haben, aber wie in Trance die Toilettenspülung betätigt haben, weil sie nicht wussten, was sie sonst hätten tun können.

Auch wenn sich herausstellt, dass es sich um eine Blasenmole oder ein Windei handelt, kann das Verlustgefühl um die Schwangerschaft sehr schlimm sein, obwohl kein Embryo vorhanden ist, der beerdigt werden könnte. Auch für diese Frauen kann eine Zeremonie oder Gedenkecke hilfreich sein.

Insgesamt haben leider viele Frauen, für die das Grab oder die Gedenkstätte ein wichtiger Ort, zumindest in der Trauerphase, war, erzählt, dass sie aus ihrem Umfeld häufig hören mussten, dass sie es übertreiben oder sich in „die Sache" hineinsteigern würden. Wie jedoch in den Antworten der Frauen gut zu erkennen ist, gibt es viele individuelle Wege, mit der Trauer nach einer Fehlgeburt umzugehen – falsch sind sie in keinem Fall. Menschen im Umfeld, die die Situation nicht akzeptieren und die Trauer herunterspielen möchten, sind wenig hilfreich. Jede Frau hat das Recht, auf ihre Art damit umzugehen.

Eintragung auf dem Standesamt/Namensgebung

Für viele Eltern beziehungsweise Frauen ist die Eintragung des Kindes auf dem Standesamt hilfreich, die seit Mai 2013 möglich ist. Unabhängig von Schwangerschaftswoche und Gewicht können bundesweit verlorene Kinder, auf Wunsch auch mit Namen, eingetragen werden. Es erfolgt jedoch keine Beurkundung oder Eintragung im

Personenstandsregister. Um die Bescheinigung des Standesamts zu erhalten, muss beim zuständigen Standesamt ein Ausweisdokument sowie eine ärztliche Bescheinigung, dass es eine Fehlgeburt gab, vorgelegt werden. Anders als bei anderen Eintragungen auf dem Standesamt ist hierbei das Standesamt zuständig, das im Zuständigkeitsbereich der Klinik oder dem Ort liegt, wo die Fehlgeburt stattfand, unabhängig davon, wo sich der Wohnort der Frau befindet.

Für viele Frauen oder Paare ist die standesamtliche Eintragung des Kindes ein wichtiger Schritt der Anerkennung des Kindes. Diese offizielle Anerkennung in Papierform kann gerade für Frauen sehr hilfreich sein, die damit hadern, dass sie so ein starkes Verlustgefühl haben, obwohl dieses Kind doch noch gar nicht „real" war. Für sie kann es eine Möglichkeit sein, auch selber anzuerkennen, dass es dieses Kind gegeben hat. Wenn das Kind bereits einen Namen hatte oder nachträglich einen von seinen Eltern bekommt, kann dieser ebenfalls eingetragen werden.

Erinnerungskiste

Eine Schwangerschaft ist von Anfang an eine aufregende Sache für die werdenden Eltern. Sie wissen und spüren die Veränderungen, die für andere zunächst noch nicht erkennbar sind. Sie stellen sich gedanklich auf ein Leben mit ihrem Kind ein. Der positive Schwangerschaftstest ist der Beginn dieser spannenden Zeit, der für viele alles verändert. Die meisten Frauen bewahren den positiven Test auf, signalisiert er doch den Beginn eines neuen, aufregenden Lebensabschnitts. Auch der erste Ultraschall, bei dem eine Fruchthöhle oder sogar schon ein Herzschlag erkennbar ist, ist für die meisten Frauen ein sehr emotionales Ereignis. Sie sehen, dass in ihnen Leben wächst und fühlen sich ihrem Kind verbunden. Weitere Ultraschalluntersuchungen sind die einzige Möglichkeit, das Kind zu sehen und die meisten Frauen fiebern diesen Terminen aufgeregt entgegen und sammeln die vom Arzt gemachten Ultraschallbilder, die die Entwicklung ihres Kindes dokumentieren.

Wenn die Schwangerschaft abrupt endet, ist die Trauer groß. Das Kind ist verloren, die Frau wird es nie im Arm halten und ihm ihre Liebe geben können. Der Traum platzt wie eine Seifenblase. Was bleibt dann? Es bleiben die Erinnerungen an die aufregenden Wochen, an die tiefe Liebe, die gespürt wurde und die „Schätze" der Erinnerung an das Kind. Die allermeisten Frauen horten diese Schätze und schauen sie immer wieder an, wenn eine Fehlgeburt passiert ist.

Eine Möglichkeit, diese Erinnerungsstücke aufzubewahren und sich dennoch nicht dauernd damit selbst zu quälen, ist eine Erinnerungskiste. Das kann ein kleiner Schuhkarton oder etwas Ähnliches sein, in den der Schwangerschaftstest, der Mutterpass und/oder Ultraschallbilder und weitere Erinnerungsstücke, wie ein bereits gekaufter Strampler oder Schnuller, gelegt werden. Wenn es Fotos des Kindes nach der Geburt oder Fußabdrücke gibt, können diese mit in die Kiste gelegt werden. Auch ein Gedicht oder Spruch, der zur Situation passt, kann mit hineingegeben und der Karton liebevoll gestaltet werden. Es kann eine Weile dauern, bis die Frau dazu bereit ist, einen solchen Karton anzulegen und zu gestalten.

Die Erinnerungskiste kann genau dann geöffnet werden, wenn die Sehnsucht und der Schmerz zugelassen werden können. So kann bewusst getrauert werden. Es sollte mit der Zeit immer mehr Phasen geben, in denen der Karton geschlossen bleibt und weggestellt wird. Vielleicht findet sich ein fester Platz dafür in der Wohnung oder auf dem Speicher, der nicht in direkter ständiger Reichweite ist. So kann die Erinnerungskiste bei Bedarf herausgeholt und der Verlust betrauert werden, ist aber nicht ständig präsent und blockiert die Gegenwart. Der Verlust wird ein Teil des Lebens jeder Frau sein. Er kann bewältigt und wie jeder Schmerz weniger werden, aber er bleibt ein Teil von ihr.

Eine Gedenkecke einrichten

Gerade für Frauen, die den Verlust nicht als solchen akzeptieren können und meinen, dass eine Trauer unangebracht sei, weil sie möglicherweise versuchen rational zu verstehen, was passiert ist, und es nicht realisieren möchten oder können, kann eine vorübergehende Gedenkecke in der Wohnung eine Möglichkeit sein, der Trauer bewusst Raum zu geben. Dazu können die Erinnerungsstücke wie der Schwangerschaftstest, die Ultraschallbilder und weitere Utensilien, wie eine Kerze, ein Figürchen wie beispielsweise ein Engel oder auch ein Stofftier bewusst in einer Ecke der Wohnung in einer Art kleinem „Altar" aufgestellt werden. Gerade in der ersten Zeit nach der Fehlgeburt kann eine solche Gedenkecke sehr hilfreich sein, um sich das Geschehene bewusst vor Augen zu führen und zu betrauern. Auch für die Menschen im Umfeld wird so deutlicher, dass dieses Erlebnis für die Betroffenen traurig ist und sie Zeit benötigen, damit fertig zu werden.

Einen Abschiedsbrief schreiben

Beim Verlust eines Kindes schwingt auch der Verlust um eine Zukunft mit, die sich das Paar bereits ausgemalt hat. Die werdenden Eltern haben sich vorgestellt, wie ihr Kind aussehen wird, was sie ihm zeigen und mitgeben möchten, sie sehen sich mit ihm in ihren Träumen bereits als Familie. Wenn dieses Kind verloren geht, verlieren sie auch ihre Träume, die damit einhergegangen sind. Vielleicht fragen sie sich, was sie falsch gemacht haben und quälen sich mit Fragen, die nicht beantwortet werden können.

Hierfür kann ein an das Kind gerichteter Abschiedsbrief hilfreich sein. Alle Gedanken, Träume und Wünsche können hierin formuliert und aufgeschrieben werden. Das Aufschreiben der Gedanken, die einen quälen, ist eine Möglichkeit, sie „loszuwerden", sie loszulassen. Der Abschiedsbrief kann natürlich, eventuell kombiniert mit einer Erinnerungskiste, in ein Grab miteingebracht oder als Zeremonie in die Erde gegeben werden.

Der Nachruf

Eine andere Möglichkeit, das fehlgeborene Kind zu würdigen, kann ein Nachruf in der Zeitung sein. Immer häufiger sieht man Anzeigen für fehl- oder totgeborene Kinder. Mit einem Nachruf signalisiert man auch dem Umfeld, dass die Familie einen Verlust erlitten hat und sehr traurig ist. Außerdem kann es das Gefühl verbessern, dass das Kind wahrgenommen wird. Viele Frauen beschreiben den Verlust als schrecklich, gleichzeitig habe niemand zur Kenntnis genommen, was passiert ist, als habe es dieses Kind nie gegeben. Mit einem Nachruf machen Eltern deutlich, was ihnen Schlimmes passiert ist. Auf diese Weise könnte auch die Akzeptanz von außen verbessert werden.

Eine individuelle Erinnerung

Für manche Menschen ist eine individuelle Erinnerung wichtig. Sie legen sich ein persönliches Erinnerungsstück für das Kind zu. Das kann beispielsweise ein Tattoo sein oder eine Kette, die das verlorene Kind symbolisiert und unvergessen macht. Die Möglichkeiten der individuellen Erinnerungsstücke sind vielfältig.

Hilfe und Austausch

Bei einer zu früh endenden Schwangerschaft, an deren Ende leider kein gesundes, lebendes Kind als vorzeigbares Ergebnis steht, beschreiben viele Frauen als ein großes Problem, dass das Verständnis im Umfeld und manchmal sogar in der Familie oder auch vom Partner fehle. Sprüche wie „Es war doch noch gar kein Kind“ oder „Lieber so als ein behindertes Kind“ sind für die betroffenen Frauen wenig hilfreich. Wirklich zu akzeptieren, dass eine Frau ihr Kind verloren hat, ist immer noch nicht selbstverständlich. Lange Zeit wurde dieses Thema tot geschwiegen, obwohl es so viele Frauen betrifft. Für die jeweilige Frau war es immer ihr Kind. Sogar Frauen, bei denen die Schwangerschaft nicht geplant war und die nicht glücklich darüber waren, fühlen den Verlust sehr stark. In einer solchen Situation können dann noch zusätzlich Schuldgefühle die Frau belasten, da sie Angst hat, dass ihre innere Ablehnung zur Fehlgeburt geführt haben könnte.

Es ist wichtig, nach einer erlittenen Fehlgeburt Unterstützung zu finden und sich mit anderen auszutauschen. Sich zurückzuziehen ist zunächst sicher eine natürliche Reaktion. Dennoch ist es wichtig, dass es Menschen gibt, die die Frau verstehen und mit ihr fühlen. Es kann helfen, mit dem Partner und der Familie offen über die eigenen Gefühle zu sprechen. Das funktioniert natürlich nur, wenn der Frau Verständnis entgegengebracht wird. Ansonsten wird sie ihre Trauer immer weiter in sich hineinfressen, aus Angst davor, mit ihrer Traurigkeit nicht ernst genommen zu werden. Häufig gibt es neben dem Partner eine beste Freundin oder Schwester, die zuhört und mitfühlt. In der Regel erfährt man erst, wenn man sich öffnet und anderen seinen Schmerz mitteilt, wie viele Frauen im näheren Umfeld von einer Fehlgeburt betroffen sind. Dadurch, dass das Thema in der Öffentlichkeit eher nicht besprochen wird, wissen viele Frauen dies gar nicht.

Neben dem engen Umfeld kann auch der Austausch mit anderen betroffenen Frauen – etwa in Internetforen oder Selbsthilfegruppen – als sehr hilfreich empfunden werden.

Internetforen

Der wohl einfachste Weg, sich mit anderen Betroffenen auszutauschen, ist das Internet. Es gibt inzwischen zahlreiche Foren und Plattformen, auf denen sich betroffene Frauen und auch Männer austauschen können (siehe „Hilfreiche Adressen“). Dort kann unter einem Pseudonym offen über die eigenen Gefühle und das Erlebte geschrieben werden. Zum einen hilft es oft schon, die eigene Erfahrung aufzuschreiben, auszudrücken und anderen mitzuteilen, zum anderen tummeln sich dort viele, die in einer ähnlichen Situation sind. Viele Frauen haben das Gefühl, von Frauen, die bereits eine Fehlgeburt erlebt haben, besser verstanden zu werden. Außerdem spürt die Frau bei einem solchen Austausch, dass sie nicht allein ist mit dem, was sie erlebt hat. Das kann sehr tröstlich sein.

Selbsthilfegruppen

Zum Thema Verlust eines Kindes gibt es bundesweit Selbsthilfegruppen. In den meisten Gruppen ist es selbstverständlich, dass dort auch Frauen und Paare, die ihr ungeborenes Kind verloren haben, willkommen sind. Denn bisher existieren leider sehr wenige Selbsthilfegruppen, die sich explizit nur mit dem Thema Fehlgeburt befassen. Viele Frauen scheuen sich nach einer Fehlgeburt, zu einer Gruppe zu gehen, in der Eltern sind, die ihr lebendes Kind verloren haben. Diese Scheu ist jedoch unnötig, denn diese Eltern wissen genau, was der Verlust eines Kindes bedeutet, und akzeptieren alle Betroffenen gleichermaßen. Im Zweifelsfall kann die Selbsthilfegruppe vorab telefonisch kontaktiert und nachgefragt werden. Normalerweise ist hier jeder willkommen.

Sollte es keine geeignete Selbsthilfegruppe in der Nähe geben, kann über eine Selbsthilfekontaktstelle in der Region eine neue Gruppe gegründet werden. Oft werden solche Selbsthilfegruppen auch in Kliniken oder Geburtshäusern angeboten. Hebammen in der Region können hierzu möglicherweise auch Auskunft geben.

Therapeutische Hilfe

Wie lange die Trauer- und Erholungsphase nach einer Fehlgeburt dauert, ist sehr individuell. Wenn jedoch einige Monate vergangen sind und sich die Traurigkeit deutlich breitgemacht hat und einen möglicherweise sogar lähmt, kann auch therapeutische Hilfe in Anspruch genommen werden. Experten sagen, dass der natürliche Trauerprozess bis zu sechs Monaten dauern kann. Natürlich kann auch schon wesentlich früher Hilfe in Anspruch genommen werden, wenn sich Zeichen einer Depression zeigen, die Fehlgeburt als traumatische Erfahrung wahrgenommen wird oder die Frau spürt, dass sie mit dem Erlebten allein nicht fertig wird und sich das Gedankenkarussell immer weiter dreht.

Wenn Ihnen der Gedanke kommt, zögern Sie nicht, die Psychotherapeuten in Ihrer Gegend abzutelefonieren, um einen Termin zu bekommen. Manchmal kann schon ein einziges Gespräch sehr hilfreich sein. Da die Wartezeiten bei Psychotherapeuten häufig sehr lang sind, müssen Sie mit bis zu mehreren Monaten Wartezeit rechnen.

Vom Beratungsnetzwerk Kinderwunsch Deutschland e. V. gibt es außerdem im Internet eine Liste mit Therapeuten in Deutschland, die zu diesem Thema geschult sind. Dort ist es für Frauen möglich, zeitnah einen Termin zu erhalten (siehe „Hilfreiche Adressen").

Umfrageergebnisse zu Verständnis bei Familie und Freunden

In meiner Umfrage lautete die achte Frage: „*Haben Sie Trost und Verständnis in der Familie und bei Freunden gefunden, die mit Ihnen gemeinsam trauern konnten? Oder haben Sie es niemandem erzählt?*" Bei dieser Frage habe ich drei Antwortmöglichkeiten vorgegeben und zusätzlich ein freies Kommentarfeld zur Verfügung gestellt.

Von 418 Frauen, die diese Frage beantwortet haben, haben 236 (56 Prozent) die Antwortmöglichkeit „Ja, überwiegend waren alle sehr verständnisvoll" ausgewählt. Dazu wurden aber zusätzlich noch 179 Kommentare abgegeben, bei denen auffällt, dass es immer auch Unverständnis im Umfeld der jeweiligen Frau gab. Am häufigsten wird erwähnt, dass anfangs alle sehr verständnisvoll waren, jedoch das Verständnis bereits nach zwei bis drei Wochen deutlich nachließ. Viele Frauen schrieben, dass Menschen, die sich anfangs sehr mitfühlend ihr gegenüber gezeigt haben, nach einiger Zeit sehr verwundert darüber waren, dass die Frau immer noch trauere und nicht wieder in den Alltag finde. Außerdem fällt auf, dass selbst Menschen im engen Umfeld, die zwar insgesamt verständnisvoll waren, dennoch auch für die Frau als unpassend empfundene Bemerkungen machten.

Vielen Frauen und Paaren wird in einer solchen Situation – wie auch in anderen Krisen – erst deutlich, auf welche Menschen sie wirklich zählen können. Besonders betont wird in den Kommentaren, dass es den meisten Frauen sehr geholfen habe, mit dem Partner, Freunden und der Familie über den Verlust zu sprechen. Das scheint der allerwichtigste Punkt zu sein. Deshalb ist es wichtig, dass es Menschen gibt, die das Thema nicht meiden, sondern offen sind und zuhören.

Leider berichteten auch einige Frauen, dass selbst der Partner nicht so verständnisvoll war, wie sie es erwartet hätten. Dies zeigt erneut, dass Männer mit einer Fehlgeburt oft anders umgehen und sie auch – vielleicht, weil sie körperlich davon nicht betroffen sind – anders verarbeiten. Im Gegensatz dazu gibt es aber ebenso Paare, die sich gegenseitig in dieser Situation die größte Stütze sind. Manche Männer fühlen sich allein gelassen, wenn die Frau es mit sich selbst ausmachen will.

Es wird in den Kommentaren aber auch deutlich, dass viele Menschen einfach nicht wissen, wie sie mit einer Frau oder einem Paar, das ihr Kind in der Frühschwangerschaft verloren hat, umgehen sollen. Aus Hilflosigkeit wird das Thema dann gemieden oder leider genau das Falsche gesagt. Vielen Frauen hilft am meisten der Austausch mit anderen Betroffenen. Oft erfahren sie erst nach ihrer eigenen Fehlgeburt, wer in ihrem Umfeld ebenfalls davon betroffen ist.

„Wie schon gesagt, überwiegend sind alle verständnisvoll. Einige wissen leider nur anscheinend nicht, wie sie ihre Worte passend wählen sollen. Ich musste mir schon oft anhören, dass es wohl so für das Baby am besten gewesen wäre und dass es wohl einfach noch nicht Zeit war. Ich weiß, diese Menschen meinen es nicht böse, aber sowas sollten sich trauernde Sterneneltern nicht anhören müssen.“ (8. SSW, 2014)

„Mein Freund, die Familie und engste Freunde waren da. Ich schweige es nicht weg, im Gegenteil, ich versuche auf das Thema aufmerksam zu machen. Darüber sprechen hilft so sehr. Das Tabuthema muss gebrochen werden.“ (18. SSW, 2014)

„Ich behielt es zunächst für mich, dann musste es aber raus. Es ging mir besser damit, darüber zu reden. Es gab auch ein paar unverständliche Reaktionen wie ‚Es war ja noch kein richtiges Kind‘, ‚Vielleicht war es

besser so', ‚Du bist ja noch jung und kannst es nochmal versuchen' ...“ (6. SSW, 2010)

„Die, die es gewusst haben, waren schon verständnisvoll – in der ersten Zeit danach. Aber da ich sehr lange in einen Tief war, hat dann auch das Verständnis irgendwann nachgelassen. Auch dass ich jetzt immer noch trauere, können viele nicht verstehen. Aber jemand wird immer fehlen und dessen Platz kann nie eingenommen werden. An einem Tag ist der Schmerz größer – an einem anderen Tag erträglicher. Mein Mann meinte, dass seine Schwester schon drei verloren habe und den Mut, es wieder zu versuchen, nicht aufgegeben habe und dass das Kind vielleicht krank oder behindert gewesen wäre und wie wir dann damit umgegangen wären. Das war dann auch schwer für mich zu ertragen in dem Moment.“ (8. SSW, 2003)

„Von meinem Partner kam nach der ersten Fehlgeburt leider wenig Verständnis. Sein Kommentar war, dass es nur ein Zellhaufen gewesen sei. Nach der zweiten Fehlgeburt sparte er zwar mit solchen Kommentaren, aber wirklich darüber geredet haben wir bis heute nicht. Ich habe nicht das Gefühl, dass er nachvollziehen kann, dass es für mich meine Kinder waren, die ich verloren habe.“ (8. SSW, 2012)

„Unser enges Umfeld weiß es. Am Anfang waren alle für uns da, kamen bis drei Tage nach der Ausschabung auch zu Besuch oder haben uns eingeladen, uns abgelenkt. Jetzt sind irgendwie alle weg. ‚Unnötige' Aussagen gab es ein paar, aber die kamen von Leuten, die mit der Situation überfordert waren und nicht wussten, was sie sagen sollen.“ (9. SSW, 2014)

„Größtenteils kam Verständnis, es gab aber auch Ausreißer. So mussten wir uns anhören, wir seien abartig weil wir ‚es' beerdigen ließen.“ (13. SSW, 2011)

„Das Verständnis war da, jedoch nur sehr kurze Zeit. Recht rasch ist es von den anderen vergessen und man muss funktionieren wie vorher.“ (13. SSW, 2008)

„Mein Mann und ich haben zwar allen, die es wussten, Bescheid gesagt, aber wir haben uns zurückgezogen und sprechen mit fast niemandem. Wir brauchen und genießen diese Zeit und haben einen neuen Weg zu uns selbst gefunden." (14. SSW, 2014)

160 Frauen (38 Prozent) haben die Antwort *„Nein, viele Menschen konnten meine Trauer leider nicht verstehen"* ausgewählt. Viele dieser Frauen haben schlechte Erfahrungen gemacht und fühlten sich unverstanden, wenn sie sich jemanden anvertraut haben. Sie haben es dann verständlicherweise niemanden mehr erzählt und schweigen. Selbst Menschen, die selber eine Fehlgeburt durchlebt haben, reagierten häufig mit Unverständnis – vielleicht, weil es bei ihnen alte Wunden aufriss oder sie selber kein Verständnis erfahren haben. Viele Frauen hingegen fanden ausschließlich Trost über den Austausch mit anderen betroffenen Frauen und Männern, häufig per Internet.
„Ich glaube, wer das nicht mitgemacht hat, wird das nie verstehen. Ich kenne viele, die auch nicht verstehen, dass ich nach 20 Jahren immer noch um dieses Kind trauere." (11. SSW, 1994)

„Die größten Hilfen waren das Internet und andere Frauen, die auch so etwas erlebt haben." (12. SSW, 2011)

„Es war sehr unterschiedlich, am Anfang waren viele verständnisvoll. Allerdings gab es auch einige, die Sätze gebracht haben wie: ‚Es war doch noch so klein und in den ersten drei Monaten, da ist doch da noch nix' ‚Wer weiß, das Kind war vielleicht krank, also besser jetzt als später' et cetera. Im Moment ist es so, dass viele sagen: ‚Es ist jetzt schon so lange her, du hast ein gesundes Kind, nun ist auch mal gut mit der Trauer'. Sowas können nur welche nachvollziehen, die es selber durchgemacht haben." (10. SSW, 2011)

„Mein Umfeld wusste von der Fehlgeburt. Aber ich trauerte nur für mich. Auch mit meinem Mann wollte/konnte ich nicht trauern. Er trauerte für sich. Es waren schlimme Jahre." (16. SSW, 2010)

„*Ich habe sehr viel mit mir selber ausgemacht. In den ersten zwei Wochen waren meine Eltern und vor allem meine Schwester sehr für mich da. Aber dann war für alle wieder der Alltag da. Meine Eltern waren ganz erschrocken, als ich nach zwei bis drei Monaten meinte, dass es mir immer noch schlecht deswegen gehe. Sie dachten, es sei wieder alles gut. Ich habe ansonsten kaum jemandem davon erzählt. Und wenn, dann gab es immer so doofe Kommentare wie: ‚Du bist doch noch jung', ‚Beim nächsten Mal klappt es', ‚Es sollte nicht sein' ... Da hätte ich immer ausrasten können. Daher hab ich dann gar nicht mehr mit anderen darüber geredet, weil ich mich total unverstanden gefühlt habe. Auch mit meinem Mann hab ich irgendwann immer weniger darüber geredet. Man ist ziemlich allein gelassen damit. Ich habe dann versucht, eine Selbsthilfegruppe zu finden – vergeblich. Würde mich so gerne mal mit jemandem unterhalten, dem es genauso geht.*" (9. SSW, 2014)

„*Nur ein paar Leute konnten es verstehen. Aber die meisten meinten: ‚Warum, das Kind hast du noch nicht gespürt. Also was soll das alles?' Man stößt selbst bei denen, die es selber betroffen hat, auf Unverständnis. Viele wollen nicht darüber reden oder verdrängen es einfach.*" (12. SSW, 2013)

„*Gerade, weil es in der Frühschwangerschaft passiert ist, fehlt das Verständnis. Für Nicht-Betroffene ist es nur schwer zu verstehen. Trost und Austausch findet auch heute noch nur mit anderen Sterneneltern statt.*" (9. SSW, 2009)

Die dritte Antwortmöglichkeit „*Es weiß niemand in meinem Umfeld davon*" haben 22 Frauen (5 Prozent) ausgewählt. Die Gründe dafür scheinen unterschiedlich zu sein. Einige Frauen möchten zunächst allein verarbeiten, was geschehen ist, und scheinen sich teilweise dafür sogar zu schämen, dass sie eine Fehlgeburt erlitten haben. Es wird als Makel empfunden, obwohl es natürlich keiner ist. Manchmal ist es aber auch so, dass Frauen bei einer vorangegangenen Fehlgeburt schlechte Erfahrungen gemacht haben und es deswegen niemandem erzählen möchten, um sich zu schützen.

Ein weiterer Grund ist in vielen Fällen, dass niemand von der Schwangerschaft wusste, da diese oft erst nach der 12. Schwangerschaftswoche bekannt gegeben wird. Das ist ein widersprüchliches gesellschaftliches Phänomen: Es ist weithin bekannt, dass es bis zur 12. Schwangerschaftswoche häufiger zu einer Fehlgeburt kommen kann und eine Schwangerschaft oft erst nach der 12. Woche als gesichert gilt – wobei natürlich auch danach Fehlgeburten passieren. Aber gerade weil es eigentlich jeder weiß, dass es dieses Risiko gibt, und man in der Situation einer Fehlgeburt Trost bräuchte, könnte eine Schwangerschaft doch auch bereits vorher bekannt gegeben werden. Dafür müsste das Thema Fehlgeburt jedoch gesellschaftlich akzeptiert sein. Andersrum vermittelt dieses Verschweigen der Schwangerschaft bis zur 12. Woche das Gefühl, dass es bis zu dieser Grenze noch keine „richtige“ Schwangerschaft sei.

„Ich habe es zunächst nur meiner besten Freundin erzählt (und meinem Mann natürlich). Der engsten Familie erst später, als es mir wieder besser ging. Ich wollte kein Mitleid und nichts erklären müssen.“ (8. SSW, 2011)

„Es wusste kaum jemand von der Schwangerschaft, da ich ohnehin ein schwieriges familiäres Umfeld habe. Und die wenigen Freunde, die davon wissen, denken, dass ich mit dem Thema längst fertig bin.“ (16. SSW, 2012)

„Wir haben niemandem von der Schwangerschaft erzählt, daher weiß auch niemand von dem Spontanabort. Erst ein halbes Jahr später haben wir nach und nach Freunden und Familien davon erzählt.“ (7. SSW, 2012)

„Ich habe es erst hinterher (nach Jahren) erzählt, wollte mit meiner Trauer allein sein.“ (10. SSW, 2010)

„Es wissen nur wenige von der Fehlgeburt, weil nach einer Weile erwartet wird, dass es kein Thema mehr ist. Für die vorhandenen Kinder ist es aber auch ein wiederkehrendes Thema.“ (16. SSW, 2007)

„Unser Umfeld ist der Hammer. Alle behandeln uns wie Eltern, die wir ja auch sind. Nur wenige kommen nicht klar, dass wir z. B. im Beruf normal sind. Wir lieben unsere fünf Sternenkinder, einander und unsere Patenkinder. Wir leben und verstecken uns nicht. Wir trauern, lachen aber auch.“ (fünf Fehlgeburten, 2008-2014)

Tipps für betroffene Frauen

Eine Fehlgeburt trifft die meisten Frauen völlig unvorbereitet. Niemand rechnet damit, wenn er guter Hoffnung ist. Auch wenn es individuelle Wege gibt, mit der Trauer umzugehen, ist dabei doch die Grundvoraussetzung, die Trauer überhaupt zu akzeptieren und zuzulassen. Es ist völlig normal, nach einer Fehlgeburt geschockt zu sein und sich hilflos zu fühlen. Der Schmerz, der dabei auftaucht, sucht Frauen oft in allen möglichen Situationen heim. Es ist nicht hilfreich, diese Gefühle zu verdrängen, denn sie werden sich dann einen anderen Weg suchen, gehört zu werden. Folgende Punkte können helfen, mit der Trauer umzugehen:

- Lassen Sie Ihre Gefühle zu: Der Schmerz über den Verlust Ihres Kindes wird Sie überkommen. Weinen Sie, seien Sie wütend und spüren Sie, welche Gefühle der Verlust bei Ihnen auslöst. Versuchen Sie nicht, über diese Gefühle einfach hinwegzugehen, denn sie gehören zum Trauerprozess dazu und wollen ausgelebt werden.
- Geben Sie sich Zeit: Ihre Trauer dauert so lange, wie sie dauert. Lassen Sie sich nicht einreden, dass es jetzt gut sein müsse. Versuchen Sie nicht, die Gefühle zu unterdrücken, solange sie eben da sind. Wenn Sie das Gefühl haben, noch nicht wieder am normalen Alltag teilnehmen zu können, sprechen Sie mit Ihrem Arzt, damit er Sie noch eine Weile krankschreibt. Versuchen Sie, diese Pause vom Alltag zuzulassen und anzunehmen, bis Sie sich körperlich und seelisch wieder in der Lage fühlen, zu arbeiten und den ge-

wohnten Alltag wieder aufzunehmen. Auch wenn Sie es anfangs kaum glauben können, aber mit der Zeit wird der Schmerz weniger. Dennoch bleibt der Verlust für immer, und es wird immer mal wieder Phasen geben, in denen der Schmerz wieder stärker wird.

- Vergeben Sie sich selbst: Schuldgefühle helfen niemandem weiter und sollten möglichst abgestreift werden. Sollten Sie Schuldgefühle verspüren, so versuchen Sie, sich selbst zu vergeben. Manchmal kann ein Brief an das Kind dabei hilfreich sein.
- Akzeptieren Sie die Trauer Ihres Partners: Jeder Mensch trauert anders. Gerade Männer zeigen ihren Schmerz oft nicht und verbergen ihn. Sprechen Sie offen mit Ihrem Partner über Ihre Gefühle, aber erwarten Sie nicht von ihm, dass er auf dieselbe Art mit der Fehlgeburt umgeht wie Sie. Jede Art der Trauer verdient es, akzeptiert zu werden.
- Igeln Sie sich nicht ein: Sie sollen sich zwar Zeit nehmen, aber sich nicht komplett von der Außenwelt abschotten. Ihr Umfeld steht der Situation erst einmal hilflos gegenüber, aber viele Menschen würden Ihnen sicherlich gerne Trost spenden, auch wenn Ihnen das zunächst aussichtslos vorkommt. Lassen Sie Kontaktaufnahmen zu und erzählen Sie von Ihrem Schmerz. Versuchen Sie, unglücklich ausgedrückten Trost nicht persönlich zu nehmen. Nicht jeder hat die passenden Worte in einer solchen Situation parat.
- Suchen Sie sich Ihren individuellen Weg zu trauern: Ob Sie Ihr Kind beerdigen, symbolisch einen Baum pflanzen, eine Gedenkecke einrichten oder etwas ganz anderes machen: Drücken Sie Ihre Trauer aus, finden Sie einen Weg dafür und lassen sich nicht vorschreiben, wie er auszusehen hat. Es ist Ihr Weg, der Ihnen helfen soll und niemand anderem.
- Suchen Sie sich im Zweifelsfall Hilfe: Wenn Sie das Gefühl haben, allein mit dem Schmerz nicht zurechtzukommen, zögern Sie nicht, das anzusprechen. Wenden Sie sich an Ihren Gynäkologen, Ihre Hebamme, Ihren Hausarzt oder einen Psychologen.

4. Umgang mit Betroffenen

Hilflosigkeit ist wohl das, was Frauen am häufigsten nach einer Fehlgeburt erleben. Die Menschen im Umfeld sind oft ratlos und wissen nicht, wie sie sich verhalten sollen. Leider treffen Frauen auch häufig auf Unverständnis und sogar Ablehnung. Doch was wünschen sich Frauen eigentlich von ihrem Umfeld und was empfinden sie als verletzend und wenig hilfreich? Um auch an diesem Punkt ansetzen zu können und überhaupt Unterstützung bieten zu können, habe ich in meiner Umfrage nach diesen Aspekten gefragt. Die konkrete Frage lautete: *„Gab es Kommentare, die Sie als sehr verletzend empfunden haben? Welche waren das?"*.

Verletzende Kommentare treffen betroffene Frauen sehr hart und oft erinnern sie sich noch Jahre später daran. Ich habe solche oft unbedachten Sätze gesammelt und im folgenden Abschnitt zusammengefasst.

So besser nicht

Immer wenn Frauen sich in ihrer Situation nicht ernst genommen und respektiert fühlen, wird ihr Schmerz noch schlimmer und sie fühlen sich allein gelassen. Deshalb ist es wichtig, keine unbedachten Bemerkungen zu machen und im Zweifelsfall einfach nur da zu sein. Die Frau hat einen Verlust erlebt und sollte genauso respektiert und behandelt werden. Sie entscheidet, was sie möchte und was nicht. Niemand sollte ihr sagen, wie sie zu fühlen und wie sie sich zu verhalten habe. Sie geht ihren individuellen Weg des Verlusts und der Trauer.

Die meisten Frauen wünschen sich einfach, dass jemand für sie da ist. Es ist für sie kein Trost, wenn ihnen mögliche Gründe für die Fehlgeburt genannt werden. Das wissen sie alles selber. Der schlimmste Spruch überhaupt scheint zu sein: „Wer weiß, wofür es gut war." Er verletzt die Frau, und sie fühlt sich nicht ernst genommen. Sie kann in der Phase der Trauer nicht verstehen, wie ihr dieser Satz helfen könnte. Kann er vermutlich auch nicht. Ebenso wenig hilfreich ist es, darauf hinzuweisen, dass sie noch jung sei und noch viele Kinder bekommen könne. Denn der Verlust dieses Kindes wird niemals durch ein neues Kind ersetzt, da jedes Kind und jede Schwangerschaft individuell sind. Eine solche Äußerung bestätigt der Frau nur, dass der Verlust des Kindes nicht wahrgenommen wird.

„‚Du bist doch noch jung. Das passiert. Sollte nicht sein. Beim nächsten Mal …' Aber am häufigsten wirklich ‚Du bist doch noch jung'. Da frage ich mich, was mir das in dem Moment bringt. Hallo, ich hab mein Kind verloren, und es wurde mir ausgesaugt. Ich weiß ja selber, wie schwierig es ist, auf so etwas irgendwas zu sagen. Aber ich hätte mir am liebsten keinen Kommentar, sondern einfach nur Zuwendung gewünscht." (9. SSW, 2014)

Schwer trifft es Frauen, wenn das verlorene Kind noch nicht als Kind akzeptiert wird und vom Zellhaufen gesprochen wird oder gesagt wird, dass es ja noch gar kein Kind gewesen sei. Wie zu Anfang dieses Buches erläutert, ist es für die Frau immer ihr Kind, völlig unabhängig von der Schwangerschaftswoche. Es ist von Anfang an ihr Kind, und es ist immer auch ihr Kind, das sie verliert. Auch die Vermutung, dass das Kind möglicherweise krank gewesen wäre, taugt nicht als Trost. Völlig unangebracht sind auch Kommentare, die der Frau unterstellen, nicht alles richtig gemacht und so eine Fehlgeburt quasi herbeigeführt zu haben.

„War doch noch gar kein Kind. Sei doch froh. Vielleicht war das Kind krank, das hättest du nicht auch noch geschafft." (16. SSW, 2007)

„*„Na ja, stell dich mal nicht so an, es hat ja schließlich noch nicht gelebt.*, *Das fand ich total herzlos, weil in mir hat der Zwerg ja gelebt.*" (18. SSW, 2014)

„*Findest du es nicht etwas übertrieben? Wie kannst du etwas vermissen, das du nie kennengelernt hast?*" (16. SSW, 2012)

„*Er war ja noch nicht geboren. Du hattest ja noch keine Bindung zu dem Kind.*" (19. SSW, 2010)

„*War eh nur ein Hautfetzen. Ist eh besser so. Hast halt nicht richtig auf dich aufgepasst, beim nächsten Mal wird's schon wieder.*" (14. SSW, 2011)

„*Ihr seid ja noch jung. Nächstes Mal klappt es. Es war halt falsch entwickelt. Vielleicht war deine Lebensweise schuld. Es hat sicher einen Grund.*" (10. SSW, 2011)

„*Wir sollten uns nicht so anstellen, andere Paare würden ihr Kind mit dem plötzlichen Kindstod verlieren, das wäre wirklich schlimm.*" (21. SSW, 2009)

„*Kommentare wie ‚Du wirst bestimmt bald wieder schwanger' empfand ich als völlig deplatziert. Wir sind nun auch Eltern von Zwillingen, die bald drei Jahre alt werden, aber kein Kind kann ein anderes ersetzen.*" (9. SSW, 2010)

„*„Ihr seid noch jung, ihr könnt es ja nochmal versuchen, bestimmt habt ihr noch einmal die Chance einen Jungen zu bekommen, vielleicht klappt es beim nächsten Mal, alles hat seinen Sinn, bestimmt war etwas nicht in Ordnung mit ihm, neues Spiel neues Glück, ...' Grausame Kommentare!!!*" (21. SSW, 2011)

„Du bist noch jung – du kannst noch viele Babys haben. Jetzt reiß dich endlich mal zusammen. Andere haben das auch durchgemacht und stellen sich auch nicht so an. Vielleicht war es krank oder behindert – hättest du so ein Kind gewollt? Die Natur weiß schon, was sie tut. Besser jetzt in dieser Woche – als zu einem späteren Zeitpunkt, weil da hast du es ja noch gar nicht so lange gewusst. Lass endlich los und belaste dich nicht weiter damit. Es war ja noch nicht mal richtig ein Baby.“ (9. SSW, 2003)

Oft ist es auch so, dass eine Frau beziehungsweise ein Paar lange auf eine Schwangerschaft gewartet hat und einen steinigen Weg über die Reproduktionsmedizin gehen musste. Umso härter trifft diese Paare oft der Verlust des Kindes und auch der langersehnten Schwangerschaft.

„Nichts Verletzendes, aber es nervt irgendwann zu hören, wem das alles passiert ist und dass es danach direkt geklappt hat. Ist nett gemeint, aber die Perspektive, alles nochmal von vorn starten zu müssen, ist nicht tröstend.“ (11. SSW, 2016)

„Immerhin weißt du jetzt, dass du schwanger werden kannst (ich wurde nach drei endlosen Jahren mit dem x-ten Versuch der künstlichen Befruchtung schwanger).“ (8. SSW, 2009)

„Ja, wenn Menschen darüber urteilen, dass das nicht so schlimm sei (mit dem Wissen nur mit künstlicher Befruchtung in Verbindung mit vielen Medikamenten schwanger zu werden), ist es purer Horror, und ich solle mich nicht so verbeißen, ich könne auch ohne Kind leben ... und wenn abwertend über künstliche Befruchtung gesprochen wurde.“ (11. SSW, 2011)

Manche Frauen macht es auch traurig, dass nicht gesehen wird, dass der Verlust des Kindes beide Partner betrifft. Umgekehrt ist es aber leider auch häufig so, dass die Partner unterschiedlich mit der Situation umgehen und der Mann seine Frau nicht versteht oder ihr die Trauer nicht zugestehen möchte.

„*Kommentare wie: Es sei wohl für das Baby das Beste gewesen, und es sei wohl noch nicht der richtige Zeitpunkt gewesen. Außerdem verletzt mich sehr, dass meinem Mann immer gesagt wird, er muss nun stark für mich sein. Nein, das muss er nicht, wir müssen stark füreinander sein. Ich habe das Gefühl, er wird komplett aus der Sache rausgehalten, als ob ihn der Verlust nicht traurig macht.*" (8. SSW, 2014)

„*Mein Mann sagte, ich solle den Vorfall vergessen und mich nicht immer damit konfrontieren.*" (7. SSW, 2011)

Besonders schockierend ist, wie viele Frauen verletzende Kommentare vonseiten der Ärzte und des medizinischen Personals zu hören bekamen. Auch wenn eine Fehlgeburt häufig vorkommt und etwas Natürliches ist, ist es für die Frau oftmals hilfreich, wenn ihr neben sachlichen medizinischen Fakten auch etwas Empathie und Mitgefühl entgegengebracht wird und sie sich in ihrer Situation ernst genommen fühlen kann.

„*Vom Frauenarzt: ‚Das passiert halt' waren seine Worte, nachdem er festgestellt hatte, dass keine Herzschläge zu sehen waren. Keine tröstenden Worte ...*" (10. SSW, 2013)

„*Im Kinderwunschzentrum: ‚Wir machen Ihnen schon wieder ein neues Kind!*' (9. SSW, 2013)

„*Eine Ärztin im Krankenhaus kurz vor der Ausschabung: ‚Sie sind noch jung. Sie werden wieder schwanger.*'" (10. SSW, 2009)

„‚*20 Prozent aller Schwangerschaften überstehen das erste Trimenon nicht, das wissen Sie ja' Kommentar von einem fachfremden Facharzt.*" (11. SSW, 2013)

„‚Ist nicht so schlimm, kommt noch eins‘ oder ‚Bist ja noch jung‘ … Stimmt, aber verdammt nochmal, mein Baby ist gestorben. Mein Frauenarzt war ebenfalls sehr herzlos und kalt, das hat mich auch sehr verletzt.“ (18. SSW, 2014)

„Der Psychologe, bei dem ich war, nachdem ich bei der Frauenärztin einen Nervenzusammenbruch hatte, war sehr verletzend. Dass ich mich nicht so anstellen solle und Kinder einem zu keinem Zeitpunkt der Welt gehören würden.“ (12. SSW, 2012)

„Ja, die Ärzte und eine Krankenschwester, die am dritten Tag zu mir sagte: ‚Jetzt hören sie doch mal auf zu heulen‘. Daraufhin habe ich mich dann entlassen.“ (18. SSW)

„Die Frauenärztin wollte mich wohl trösten und meinte: ‚Naja, so was ist normal und passiert eben …‘“ (8. SSW, 2008)

„Kommentar der ersten Ärztin: ‚Es bleibt Ihnen nichts anderes übrig, als die Ausschabung machen zu lassen …‘.Als Hebamme wusste ich zum Glück, dass es auch anders geht … Frauen die es nicht besser wissen, lassen sich dann natürlich operieren.“ (11. SSW, 2012)

„Eigentlich fand ich nur die Bemerkung des Oberarztes im Krankenhaus schlimm, der sagte, für eine natürliche Geburt sei das tote Kind schon ‚zu viel Material‘. Das werde ich nicht vergessen. Andere waren zum Glück verständnisvoller.“ (12. SSW, 2013)

„‚Dann müsst ihr eben weiter üben.‘ Man sei eben nur ‚guter Hoffnung‘; Ärzte sprachen von Abortmaterial und fetalen Resten.“ (11. SSW, 2013)

Die Menschen im privaten Umfeld der Frauen meinen es meist gut, drücken sich aber zum Teil einfach unglücklich aus. Das ist vielen Frauen bewusst. Außerdem erfahren viele Frauen erst, wenn sie eine

Fehlgeburt durchmachen, dass auch viele Frauen in ihrem Bekanntenkreis dies schon erleben mussten und können sich so zum Thema austauschen. Viele Menschen meinen jedoch, bei allem Verständnis, den individuellen Umgang mit einer Fehlgeburt bewerten zu müssen.

„Nein, es gab keine verletzenden Kommentare. Vieles war gut gemeint, wenn auch nicht gut ‚ausgedrückt'. Aber ich habe den Wunsch zu helfen erkannt, da waren mir die Formulierungen nicht so wichtig." (8. SSW, 1995)

„Nein, ich habe vielmehr erfahren, dass so gut wie jede Frau in meinem Umfeld schon eine Fehlgeburt hatte." (10. SSW, 2013)

„Muss man sowas beerdigen? Ihr findet auch beim nächsten Mal einen schönen Namen ..." (25. SSW, 2010)

„Verletzende Kommentare gab es nicht. Das Schweigen, weil derjenige nicht wusste, wie er reagieren soll, war aber mindestens genauso schlimm." (6. SSW, 2013)

Wie aus den beispielhaft gezeigten Antworten ersichtlich wird, kann es auch sehr unterschiedlich sein, was eine Frau als verletzend oder als hilfreich empfindet. Umso mehr Sensibilität und Fingerspitzengefühl ist für Familie und Freunde im Umgang mit ihr nötig. Viele dieser verletzenden Kommentare geben der Frau das Gefühl, dass ihre Trauer und ihr Schmerz nicht angebracht sind und sie nicht traurig sein darf. Dass diese Frauen für sich daraus die Konsequenz ziehen, nicht weiter über die Fehlgeburt zu reden und ihren Kummer in sich hineinfressen, ist zwar verständlich, hilft aber bei der weiteren Verarbeitung nicht weiter. Im Gegenteil, es ist kontraproduktiv.

Unterstützung bieten

Von ärztlicher Seite sollte eine Frau, bei der eine Fehlgeburt festgestellt wird, darüber aufgeklärt werden, was nun getan werden muss und welche Möglichkeiten es gibt. In den wenigsten Fällen gibt es einen Grund zur Eile. Der folgende Flyer einer Frauenärztin der EBM-Gruppe Gynäkologie des Arbeitskreises Frauengesundheit zeigt beispielhaft, wie eine solche Situation gehandhabt werden könnte:

Sehr geehrte Patientin,

wir haben bei Ihnen eine Fehlgeburt festgestellt – das tut uns sehr leid.

Im Gespräch haben wir Sie bereits über die beiden Möglichkeiten informiert, damit umzugehen:

eine abwartende, konservative Haltung, um dem Körper die Möglichkeit zu geben, die Situation selber zu bewältigen,

oder eine operative Lösung, bei der Sie sich einer Abrasio (auch Ausschabung oder Curettage genannt) in einer kurzen Vollnarkose unterziehen müssen.

Mit diesem Flyer möchte wir die Informationen noch einmal für Sie sammeln, damit Sie, zusammen mit Ihrem/r Partner/in, eine für Sie richtige Entscheidung fällen können.

In Deutschland wird bisher meist eine Abrasio angeraten und durchgeführt, um den Prozess zu verkürzen und um einer stärkeren Blutung vorzubeugen. Dies ist aber nicht zwingend erforderlich. In England z.B. wird die abwartende Haltung bevorzugt und Studien zeigen, dass die Ergebnisse hinsichtlich Komplikationen und Akzeptanz/Zufriedenheit der Patientinnen weitgehend identisch sind. Es hat in England dazu geführt, dass es eine entsprechende Leitlinie für die Behandlung einer Fehlgeburt gibt, die eine abwartende Haltung bis zu 2 Wochen empfiehlt, wenn keine Risikofaktoren vorliegen. Dieses Vorgehen erspart zahlreiche unnötige Eingriffe.
Für Deutschland steht derzeit keine entsprechende Leitlinie für das Vorgehen bei einer Fehlgeburt zur Verfügung.

Was sind die Vor- und Nachteile der einen oder der anderen Methode?

Eine abwartende Haltung:

- Nach ca. 2 Wochen haben die meisten Frauen die Schwangerschaft komplett ausgestoßen, die Blutung war nicht zu stark und nicht zu lang, d.h. sie konnten eine Abrasio in Vollnarkose vermeiden.
- Diese Vorgehen ist als ein Prozess zu sehen, bei dem Sie sich über einen längeren Zeitraum mit der Fehlgeburt auseinandersetzen, was Ihnen bei der Bewältigung des einsetzenden Trauerprozesses behilflich sein kann.
- Nachteilig ist das geringe Risiko einer verstärkten Blutung, was zu einem kurzfristigen Eingreifen zwingen und in seltenen Fällen eine Bluttransfusion erforderlich machen kann.
- Es ist möglich, dass dieses Vorgehen nicht zu dem gewünschten Erfolg führt und letztendlich doch eine Abrasio erforderlich wird.

Die Abrasio, ein operativer Eingriff:

- Mit diesem Vorgehen haben Sie (meist ambulant) eine Lösung zu Verfügung, den körperlichen Prozess des Schwangerschaftsverlustes zu verkürzen, was Ihnen meist ermöglicht, sich bereits in den nächsten Tagen wieder Ihrem Alltag zuwenden zu können.
- Der Blutverlust ist meist geringer als bei als bei der abwartenden Haltung.
- Der Nachteil: Sie benötigen eine Vollnarkose mit Narkoserisiken und einem seltenen Verletzungsrisiko für die Gebärmutter. Zudem besteht ein sehr geringes Risiko für Verwachsungen in der Gebärmutterhöhle nach einem solchen Eingriff.
- Auch hier kann es vorkommen, dass eine 2. Abrasio erforderlich wird, wenn beim ersten Eingriff nicht alle Schwangerschaftsanteile entfernt werden konnten und das Schwangerschaftshormon nicht auf Null abfällt.

Was haben beide Methoden gemeinsam?

- Es besteht immer ein geringes Infektionsrisiko, was bei der abwartenden Haltung etwas niedriger auszufallen scheint.
- Die Akzeptanz und Zufriedenheit der Patientinnen ist bei beiden Methoden etwa gleich – wichtig ist, dass Sie für sich frei entscheiden, welches Vorgehen zu Ihren Lebensbedingung und Ihrem Körperverständnis besser passt.

Was ist zu bedenken?

- Wenn Sie bei einer Entbindung oder bei einer früheren Fehlgeburt schon einmal eine unerwartet starke Blutung hatten, wenn bei Ihnen eine Blutgerinnungsstörung bekannt ist oder wenn Sie Blut verdünnende Medikamente einnehmen, kommt die abwartende Haltung wegen erhöhtem Blutungsrisiko für Sie nicht in Frage.
- Wenn Sie nicht zu stark bluten, können Sie in Ruhe entscheiden, wie Sie vorgehen möchten.
- Falls Sie abwarten, sollte spätestens nach 2 Wochen eine ärztliche Kontrolle erfolgen.
- Bei einer verstärkten Blutung über mehrere Tage sollten Sie eine/n Arzt/In aufsuchen. Bei einer plötzlich einsetzenden, sehr starken Blutung müssen sich direkt in einer Klinik mit einer gynäkologischen Abteilung vorstellen, auch jederzeit nachts. Informieren Sie sich frühzeitig, welche Klinik in Ihrer Umgebung für Sie in Frage kommt.
- Nehmen Sie ggf. Eisen ein, um einer Blutarmut vorzubeugen, sie bekommen es frei verkäuflich in jeder Apotheke.

- Wenn Ihre Blutgruppe keinen Rhesusfaktor aufweist (falls Sie bereits einen Mutterpass haben: Rh neg., 2. Seite), müssen Sie bei einer Fehlgeburt eine Spritze zur Vorbeugung einer Rhesus-Antikörperbildung bekommen. Bei einem sehr frühen Schwangerschaftsverlust oder einer fehlenden embryonalen Entwicklung kann eventuell auf diese vorbeugende Maßnahme verzichtet werden. Wir werden ggf. Ihre Blutgruppe kontrollieren, dies berücksichtigen und mit Ihnen besprechen.
- Wenn Sie einen spontanen Verlauf abgewartet haben, muss abschließend kontrolliert werden, ob das Schwangerschaftshormon in Ihrem Blut auf Null abfällt. Dies passiert – je nach Ausgangswert – langsam in den nächsten Wochen und wird durch eine Blutentnahme kontrolliert. Wollen Sie den Weg zum/r Arzt/In vermeiden, können Sie alternativ eine Schwangerschaftstest durchführen, er muss wieder negativ werden (dies ist die Empfehlung der englischen Leitlinie).
- Die nächste Periode wird verzögert einsetzen. Sollte es aber länger als 8 Wochen dauern, sollten Sie sich noch einmal untersuchen lassen.
- Medizinisch spricht nichts gegen eine rasche neue Schwangerschaft, erfahrungsgemäß brauchen die meisten Paare aber 2-3 Zyklen, um sich wieder zu stabilisieren, bevor sie einen neuen Versuch unternehmen. Am besten verhüten Sie in dieser kurzen Zeit mit Kondomen. Denken Sie daran, frühzeitig wieder Folsäure einzunehmen.

Wir hoffen, Ihnen mit dieser Zusammenstellung geholfen zu haben, um eine stimmige Entscheidung treffen zu können und wünschen Ihnen und Ihrem/Ihrer Partner/in für die nächsten Tage/Wochen alles Gute.

Dieser Flyer, basierend auf einer umfassenden Recherche, wurde 11/2013 erstellt von den Gynäkologinnen der EBM-Gruppe des Arbeitskreises Frauengesundheit (www.akf-info.de). Ihr Ziel es ist, ihre Arbeit weitgehend an Evidenz-basiertem Wissen zu orientieren.

Die Recherche wurde 2013 durchgeführt von Frau Christiane Florack, FÄ für Radiologische Diagnostik.

Der Inhalt beruht auf den Daten des Cochrane-Reviews von Nanda 2012, verschiedenen relevanten randomisierten Einzelstudien, deren Daten aufgrund des Publikationsdatums noch nicht im Cochrane-Review Nanda 2012 berücksichtigt wurden und den englischen Leitlinien NICE clinical guideline154; December 2012.

Bei einer späten Fehlgeburt sollte die Frau auch über die Möglichkeiten aufgeklärt werden, die sie mit ihrem Kind hat, wenn es zur Welt kommt. Vielleicht möchten sie und ihr Partner noch Zeit mit dem Kind verbringen, Fotos oder Fußabdrücke machen. Auch die Namensgebung, eine eventuelle Segnung oder eine individuelle Beerdigung kann vorab angeboten und besprochen werden.

Trost und Verständnis sind wohl die beiden Punkte, die für Familie und Freunde im Umgang mit einer Frau nach einer Fehlgeburt am wichtigsten sind. Einfach für sie da sein und sie über das Geschehene und ihre Gefühle reden lassen und zuhören. Keine gut gemeinten Ratschläge geben oder Geschichten erzählen von anderen, die das auch erlebt haben. Die Frau sollte traurig sein dürfen, wenn sie traurig ist. So banal es sich anhört, aber für sie da zu sein ist der wichtigste Punkt.

Meine Freundin/Tochter/Enkelin/et cetera hat eine Fehlgeburt – was kann ich tun?

- Sprechen Sie Ihr Beileid aus, und sagen Sie ihr, dass es sehr traurig sei.
- Fragen Sie sie, ob Sie ihr bei irgendetwas helfen können oder ob Sie sich etwas wünscht. Falls das Kind beerdigt wird, fragen Sie, ob sie Begleitung wünscht oder ob Sie Blumen oder Ähnliches organisieren können.
- Gehen Sie bei ihr vorbei und bringen ihr Blumen, Kuchen, Essen oder Ähnliches mit. Die Frau ist zunächst oft nicht in der Lage, ihren normalen Alltag weiterzuführen, sodass ihr ganz normale Dinge helfen und sie unterstützen können.
- Rufen Sie regelmäßig an, um mit ihr über ihre Gefühle zu sprechen. Wiederholen Sie Ihr Gesprächsangebot immer wieder.
- Zeigen Sie Verständnis und seien Sie für sie da.
- Äußern Sie nicht ungefragt Ratschläge oder Mutmaßungen, warum es zur Fehlgeburt gekommen sein könnte.
- Sagen Sie niemals: „Alles wird wieder gut."
- Lassen Sie sie weinen, wenn sie weint.
- Sprechen Sie immer vom Kind. Verwenden Sie seinen konkreten Namen, wenn es einen bekommen hat. Vermeiden Sie abwertende Begrifflichkeiten, und respektieren Sie, dass eine Mutter gerade ihr Kind verloren hat.
- Schauen Sie sich Ultraschallbilder oder Ähnliches an – auch zum wiederholten Mal – und hören Sie zu.

- Respektieren Sie wichtige Trauertage wie den Geburtstag, das ursprünglich errechnete Entbindungsdatum oder den Tag der Fehlgeburt.
- Haben Sie Geduld und unterstützen die Frau in ihrer Trauerphase – egal, wie lange diese dauert. Sagen Sie niemals, dass es nun gut sein müsste.
- Nehmen Sie die Frau in den Arm, und geben Sie ihr Halt.
- Erzählen Sie in ihrem Beisein nicht ungefragt, wer gerade schwanger ist oder ein Kind bekommen hat.

Was sich Frauen von ihrem Umfeld wünschen

Damit Hilfe zielgerichtet sein kann, dachte ich bei meiner Umfrage, dass es am besten sei, Frauen konkret danach zu fragen, was für sie hilfreich war und was sie sich gewünscht hätten. Die Frage lautete *„Gibt es Dinge, die Ihnen besonders geholfen haben? Was hätten Sie sich in der Situation zusätzlich gewünscht?“*

Ziemlich eindeutig zeigt sich hier, dass von den allermeisten Frauen der Austausch gewünscht wird. Sie spüren, dass es ihnen hilft, das Erlebte zu verarbeiten, wenn sie darüber reden. Viele hätten sich auch den Austausch mit anderen Betroffenen gewünscht, wie etwa in Selbsthilfegruppen und Internetforen.

„Schreiben, ich habe angefangen Tagebuch zu schreiben, das hat mir sehr geholfen. Musik hören auch, weinen, weinen, weinen, ... Wir haben einen Teddybär, der Elias Größe und Gewicht hat. Dieser Bär ist mein rettender Anker in der Not. Außerdem habe ich mich einer Gruppe von Frauen angeschlossen, die auch ein Kind verloren haben (zu den unterschiedlichsten Zeitpunkten). Mich nicht allein zu fühlen und verstanden zu werden, war das Hilfreichste!“ (21. SSW, 2011)

Die medizinische Betreuung
Viele der befragten Frauen hätten sich gewünscht, dass der Arzt bereits beim Feststellen der Fehlgeburt, beim Verkünden der Diagnose als auch bei der Erklärung der weiteren Schritte behutsamer mit ihnen umgegangen wäre. Auch die Behandlung im Krankenhaus, wenn eine Ausschabung vorgenommen wurde, empfanden die meisten als nicht einfühlsam. Alle befragten Frauen, die direkt nach dem Feststellen der Fehlgeburt eine Überweisung zur Ausschabung bekamen, berichteten, dass sie das Geschehene überhaupt noch nicht begreifen konnten und sich mehr Zeit gewünscht hätten.

Als besonders empfindlicher Punkt erscheint die Aussage des Frauenarztes, wenn er der Frau mitteilt, dass ihr Kind nicht mehr lebt. Natürlich betrachtet ein Gynäkologe dies von der medizinischen Seite. Er kann aber seine Worte mit Bedacht wählen und auf die Psyche der Frau Rücksicht nehmen. Aussagen wie „Sie waren ja noch nicht richtig schwanger“ oder „Das ist ganz normal und passiert vielen Frauen“ sind für die Frau in einem solchen Moment sicher keine Hilfe. Ganz im Gegenteil, sie fühlt sich unverstanden und nicht respektiert in ihrem Schmerz. Empathische Frauenärzte hingegen bringen der Frau Mitgefühl entgegenbringen, und sei es nur mittels des Satzes „Es tut mir sehr leid“.

Wichtig ist zudem, die Frau über ihre Rechte und Möglichkeiten aufzuklären und sie entscheiden zu lassen, welchen Weg sie gehen will. Viele Frauen, die ihre Rechte nicht kannten und später davon erfahren haben, bedauern sehr, nicht gewusst zu haben, welche Möglichkeiten es gegeben hätte.

„Ich hätte mir gewünscht zu wissen, eine Hebamme an meiner Seite haben zu dürfen!“ (8. SSW, 2011)

„*Wünschenswert wäre mehr Unterstützung durch die Kinderwunschpraxis gewesen, zum Beispiel Hinweise, dass man Anspruch auf eine Hebamme hat.*" (8. SSW, 2012)

Für viele Frauen ist das Wort „Ausschabung" äußerst unangenehm, denn das, was da aus ihrer Gebärmutter „ausgeschabt" werden soll, ist ihr Kind. Ärzte sprechen dabei zusätzlich häufig vom „Schwangerschaftsmaterial", was entfernt wird, womit sie die Plazenta, die Fruchtblase und den Embryo/Fötus meinen. Aus medizinischer Sicht ist es tatsächlich wichtig, dass das gesamte Gewebe entfernt wird, aber die Wortwahl gegenüber der Frau sollte überdacht werden.

Wenn Frauen danach fragen, was nach der Ausschabung mit ihrem Kind passiere, erhalten sie immer noch häufig als Antwort, dass es mit dem Klinikmüll entsorgt werden würde. Abgesehen davon, dass es in fast allen Bundesländern das Recht gibt, das verlorene Kind beerdigen zu lassen und viele Frauen darüber nicht aufgeklärt werden, ist diese Aussage absolut nicht tragbar. Der Gedanke, dass ihr Kind im Müll entsorgt wurde, belastet Frauen häufig lebenslang.

Diese Ursachen für psychische Belastungen ließen sich vermeiden, indem Ärzte und Pflegekräfte in der Kommunikation mit Frauen nach einem Abort geschult werden würden und gewillt wären, respektvoll zu handeln. Es gibt durchaus Kliniken in Deutschland, in denen dies so gehandhabt wird, aber eigentlich sollte es Standard sein.

„*Ich hätte mir gewünscht, mit mehr Respekt von den Ärzten behandelt zu werden, und die Möglichkeit, mein Kind zu sehen und zu beerdigen. Ich leide noch heute darunter, dass es als medizinischer Abfall entsorgt wurde und ich nichts tun konnte.*" (11. SSW, 1997)

„Ich hätte mir gewünscht, dass ich im Krankenhaus von Ärzten, Schwestern und Hebammen betreut und versorgt worden wäre und nicht allein gelassen worden wäre. Ich fühle mich von denen immer noch im Stich gelassen, denn sie wussten, was gerade passiert.“ (14. SSW, 2014)

„Mein Frauenarzt und auch die Ärzte im Krankenhaus waren sehr einfühlsam und ruhig. Haben mir viele Ängste genommen und mir das Gefühl gegeben, dass es gut ist zu trauern. Ich wünschte, es würden mehr darüber reden. Erst wenn man selbst betroffen ist, erfährt man von anderen, die das Gleiche durchgemacht haben, aber nie darüber geredet haben. Ich finde es wichtig, darüber zu reden, denn es gehört leider irgendwo dazu.“ (8. SSW, 2014)

Bei Kindern, die bereits geboren werden müssen, ist ebenfalls viel Sensibilität im Umgang mit der Frau und dem Kind gefragt. Die Frau und gegebenenfalls die Familie sollten ausreichend Zeit mit dem Kind haben, denn im Normalfall gibt es keinen Grund zur Eile.

„Es hat mir sehr geholfen Musik und Bilder für unseren Sohn zu gestalten. Besonders ein Bild mit sämtlichen Daten von ihm und Hand- und Fußabdrücken! Gewünscht hätte ich mir sehr, dass uns im Krankenhaus jemand gesagt hätte, dass wir unseren Sohn auch am nächsten Tag nochmal hätten sehen könnten!!! Dadurch war der Abschied nur recht kurz, leider.“ (23. SSW, 2011)

„Besonders geholfen hat mir die Seelsorge in der Klinik und die Möglichkeit, mich zwei Tage von dem Baby verabschieden zu können.“ (20. SSW, 2014)

„Ich hätte mir damals mehr Aufklärung und psychologische Unterstützung gewünscht. Ich hatte damals das Gefühl, mein Sohn sei ein Stück Klinikmüll.“ (19. SSW, 2004)

„Die Möglichkeit selbst Fotos zu machen, hat mir gefehlt. Ich hätte gern gehabt, dass mich jemand bildlich an die Hand genommen hätte, gesagt hätte, fassen Sie die Kleine an. Ich hatte leider nur wenige Minuten mit ihr und war dabei kaum in der Lage klar zu denken." (17. SSW, 2010)

„Bei der stillen Geburt hätte ich mir mehr Würde und Zeit gewünscht. Eventuell Kleidung oder ein Tuch für meinen Sohn. Vernünftige Erinnerungsfotos, genug Zeit mit meinem Sohn, bessere Möglichkeiten zum Lagern des Babys, zum Beispiel ein Körbchen. Vor allem aber wirklich mehr Zeit. Nach der Geburt wurde ich direkt zur Ausschabung in den OP verfrachtet." (19. SSW, 2012)

Zusätzlich ist auch die Unterbringung von Frauen, die eine Fehlgeburt hatten, im Krankenhaus zu bedenken. Viele Frauen hätten sich ein Einzelzimmer gewünscht, was im Klinikalltag sicher nicht immer realisierbar ist. Aber es muss zumindest möglich sein, dass Frauen nach einer Fehlgeburt nicht in einem Zimmer mit Wöchnerinnen oder Schwangeren untergebracht werden.

In manchen Krankenhäusern wird den Frauen ein Gespräch mit einer Seelsorgerin oder Psychologin angeboten. Wenn diese Unterstützung zielgerichtet angeboten wird, stellt dies für viele Frauen eine große Hilfe dar. Im weiteren Umgang mit einer Fehlgeburt bemerken einige Frauen, dass sie sich gerne professionelle Hilfe suchen möchten, um mit dem Erlebten fertig zu werden. Hierbei kommt es häufig zu dem Problem, dass entsprechende Psychologen und Therapeuten schwer zu finden sind beziehungsweise zeitnah keine Termine anbieten (siehe „Hilfreiche Adressen"). Nicht selten rutschen Frauen nach einer Fehlgeburt in eine Depression, weil sie nicht allein mit dem Erlebten fertig werden, aber sich keine psychologische Unterstützung suchen oder bekommen.

„Mein Freund hat mir soooo viel Kraft gegeben. Ich habe so viel geweint, aber auch das war für die Verarbeitung so wichtig. Ich habe Hilfe bei einer Psychologin gesucht. Leider hat das sehr, sehr lange gedauert. Schnellere

Betreuung in diese Richtung wäre wünschenswert gewesen." (18. SSW, 2014)

„*Ich hätte dringend psychologische Betreuung gebraucht. Das war mir damals noch nicht klar. Es wurde mir aber auch nichts dergleichen angeboten.*" *(10. SSW, 1999).*

Verständnis und Halt vom Partner

Auch wenn der Partner ebenso von der Fehlgeburt betroffen ist wie die Frau, erlebt er sie häufig anders als sie und geht auf eine andere Art und Weisen damit um. Dass Menschen unterschiedlich trauern, ist völlig normal, aber in einer Partnerschaft kann es zu Konflikten führen. Es ist daher sehr wichtig, dass sich Paare über ihre Bedürfnisse austauschen, die Bedürfnisse des anderen respektieren und sich gegenseitig unterstützen.

„*Von meinem Mann hätte ich mir gewünscht, dass er mit mir zusammen um unser Kind getrauert hätte. Dass er sich frei genommen hätte, statt mich allein im Krankenhaus zu lassen und dann noch an meinem Gedächtnis zu zweifeln.*" (6. SSW, 2010)

„*Verständnis gerade aus der Familie wäre schön gewesen. Mir haben andere Betroffene sehr geholfen, man weiß, man ist nicht allein damit. Daraus entstanden die schönsten Freundschaften!*" (11. SSW, 2014)
„*Gemeinsame Trauer, ernst nehmen, dass es für mich ein Kind war, das einen Namen hat.*" (13. SSW, 2002)

„*Gewünscht hätte ich mir Verständnis und Kraft von meiner eigenen Familie.*" (5. SSW, 2010)

„*Ich hätte mehr Gespräche gebraucht. Einfach reden. Ihn beim Namen nennen.*" (22. SSW, 2002)

Offenbar ist für die Verarbeitung einer Fehlgeburt sehr wichtig, dass der Partner Verständnis für sie zeigt. Das betrifft auch die Dauer der Trauerphase, die ebenfalls sehr individuell ist. Viele Frauen, deren Partner nicht das gewünschte Verständnis zeigte, fühlen sich sehr einsam in ihrem Schmerz. Frauen hegen nach einem solch einschneidenden Erlebnis häufig den Wunsch, dass ihr Partner für sie da ist und sie den Schmerz und die Trauer mit ihm teilen können. Sie wollen über das Erlebte mit ihm reden. Frauen, die derart von ihrem Partner aufgefangen wurden, beschreiben dies als große Hilfe.

„Ich brauche klare Fakten, um eine Sache zu verstehen. Daher haben mir Statistiken zum Thema Fehlgeburt sehr geholfen – zu wissen, dass ich nicht unnormal bin und dass es nicht meine Schuld war. Die Klinikseelsorgerin hat mich darin bestärkt, dass alle meine Gefühle normal sind, ich brauche keine Angst zu haben, dass ich manche Gedanken oder Gefühle nicht haben darf. Und mein Mann war die größte Stütze, er hat nach der Diagnose sofort alles liegen gelassen, um bei mir zu sein." (8. SSW, 2014)

Unterstützung von Freunden und Bekannten

Auch unter Freunden und Bekannten ist eine Fehlgeburt häufig noch ein Tabuthema. Würde offener darüber gesprochen werden, so könnte im Prinzip ein besserer Austausch stattfinden, da sehr viele Frauen diese Erfahrung bereits machen mussten und so theoretisch der Bedarf an Gesprächspartnern gedeckt werden könnte. Das, was von allen befragten Frauen am meisten gewünscht wurde, ist Verständnis für ihre Situation.

„Geholfen hat mir, dass ich viel über Fehlgeburten und Erfahrungsberichte gelesen habe. Dadurch kam zwar immer alles wieder hoch, aber es hat doch irgendwie zur Besserung beigetragen. Zusätzlich geholfen hätte mir wirklich ein Gesprächspartner, sprich eine Selbsthilfegruppe et cetera." (9. SSW, 2014)

„Ich hätte mir eine Selbsthilfegruppe gewünscht, aber es gab gar nichts in der Art in meiner Umgebung." (10. SSW, 2004)

„Mehr Verständnis, da ich das Kind ja in mir hatte. Viele verstehen nicht, dass dies ein Teil von mir war." (10. SSW, 2007)

„Ich hätte mir längerfristiges Verständnis gewünscht. Auf Fehlgeburt Nummer eins folgte recht rasch Nummer zwei und dann eine stille Geburt. Und trotzdem musste ich recht schnell wieder funktionieren. Nach einigen Wochen war alles vergessen, und ich war allein. Ich trauere jetzt nach Jahren noch, aber das versteht keiner mehr." (13. SSW, 2008)

„Darüber zu reden und ernst genommen zu werden, war mir wichtig! Einfach, dass jemand da war. Gemeinsam weinen oder auch nur schweigend dasitzen. Je nach Gefühlslage eben. Ich hätte mir mehr Aufklärung über Alternativen durch den Arzt gewünscht. Auch mögliche Anlaufstellen für Betroffene wären schön gewesen, um sich für die Trauerarbeit auszutauschen." (9. SSW, 2009)

„Ich hätte mir Leute, die nachfragen und zuhören, statt es totzuschweigen, gewünscht." (9. SSW, 2010)

„Dass mehr Leute etwas gesagt hätten. Dass sie etwas rücksichtsvoller gewesen wären und nicht in meinem Beisein über Schwangerschaften und Geburten gesprochen hätten." (23. SSW, 2011)

„Darüber zu reden und plötzlich von vielen Gesprächspartnerinnen zu hören, dass sie auch schon ein Kind verloren haben. Mein Freund, der alles stehen und liegen ließ und zu mir kam, mich unterstützte und mir die gesamte Zeit zum Trauern ließ, die ich brauchte. Meine Mutter, die mit mir den Engelfriedhof besuchte. Einen offenen Umgang mit diesem Thema in der Öffentlichkeit. Es wird einem bei einer so frühen Fehlgeburt oft das Recht zu trauern abgesprochen." (6. SSW, 2010)

Manche Frauen berichten auch von überraschender Anteilnahme, die ihnen unerwartet entgegengebracht wurde und die sie umso mehr geschätzt haben.

„*Die Fehlgeburt passierte in einem Kurs in einer fremden Stadt. Was ich sehr berührend fand, war, dass sich das Sekretariat dieser Schule bei mir gemeldet hat, als sie davon erfahren haben. Da hatte ich ein wirklich irre nettes und völlig unerwartetes Gespräch, dass ich sehr mutig und aufmerksam von der Person am anderen Ende fand, die ich nicht persönlich kannte.*" (10. SSW, 2008)

Viele Frauen haben angegeben, dass sie sich Zeit für ihre Trauer wünschen und dass ihnen diese gewährt wird – unabhängig davon, wie lange die Trauerphase individuell währt. Unsensible Kommentare oder gar eine Bewertung ihrer Situation will hingegen keine Frau hören.

„*Mein Mann hat sofort frei genommen, war rund um die Uhr da! Ohne ihn hätte ich es kaum geschafft! Da ich mit starkem Schwindel zu kämpfen hatte, hat meine Schwiegermutter für uns ein- bis zweimal täglich gekocht, je nachdem. Das war so hilfreich. Ich durfte auch überall weinen, ohne blöd angeschaut zu werden. Aber wie schon erwähnt, jetzt ist für unser Umfeld alles vorbei. Alles läuft wie vorher. Und das nach zwei Wochen. Hier und da ein liebes Wort wäre schön.*" (9. SSW, 2014)

„*Ich hätte mir gewünscht, diese blöden Kommentare wären nicht gekommen. Ich hätte mir gewünscht, dass man meine Trauer ernst nimmt und respektiert. Schön wäre auch gewesen, wenn mich mal jemand später ehrlich nach meinem Befinden gefragt hätte.*" (8. SSW, 2013)

Abschließende Gedanken

Nach meiner ersten Fehlgeburt im Jahr 2009 habe ich mit meiner damals 82-jährigen Großmutter gesprochen. Sie hat sehr geweint und war mit mir traurig. Aber es hat bei ihr auch alte Wunden aufgerissen und Schmerzen, die tief in ihr verborgen waren, an die Oberfläche steigen lassen. Sie erzählte mir von ihren Fehl- und Totgeburten. Sie hatte noch nie in ihrem ganzen langen Leben mit jemandem darüber gesprochen. Sie durfte ihre Kinder nicht sehen, obwohl sie einige tot gebären musste. Man sagte ihr in den 1950-er Jahren, dass dies nur zu ihrem eigenen Schutz und besser für sie sei. Sie hatte keine Ahnung, warum ihre Kinder sterben mussten. Beim Sprechen darüber sah ich den Schmerz in ihren Augen, der so lange her und doch so präsent war. Da begriff ich, wie wichtig es ist, wie alles abläuft, wenn eine Frau ein Kind verliert. Wie die Frau behandelt wird, was ihr erklärt, vorenthalten oder gezeigt wird. Das alles ist in einem solch schmerzlichen Ereignis sehr entscheidend und lässt sich danach nicht mehr ändern. Damit muss sie dann weiterleben. Und das funktioniert am besten, wenn es so abläuft, dass sie über ihre Möglichkeiten informiert wird, Entscheidungen treffen kann, die sie hinterher nicht bereut, keine offenen Fragen hat und die Trauer bestmöglich bewältigen kann. Und dazu gehört auch die Akzeptanz der Gesellschaft gegenüber Frauen und Männern, die um ihr Kind trauern, egal wie klein es war.

Ich habe lange gebraucht, das für mich zu akzeptieren. Es wurde mir tatsächlich erst im Laufe der Jahre klar. Meine erste Fehlgeburt wurde in der 12. Schwangerschaftswoche festgestellt, Ende der rechnerisch 13. Woche erfolgte die Ausschabung, da ich bis dahin eine abwartende Haltung mit Unterstützung meiner Frauenärztin und einer Hebamme eingenommen hatte, aber nichts passierte. Mir ging es danach einige Wochen sehr schlecht, an arbeiten war nicht zu denken. Meine Welt stand still.

In der Zeit, in der wir auf eine kleine Geburt warteten, bot uns die Hebamme an, ein Kästchen zu bemalen, in welchem wir das Kind dann beerdigen könnten. Ich wollte das nicht, denn ich hatte das Gefühl, dass ich das nicht brauchen würde und ein bisschen schien es mir zunächst auch übertrieben. Ich hatte Zeit und konnte für mich und mit meinem Mann in Ruhe Abschied von unserem Kind nehmen, welches ich noch immer in mir trug. Wir wurden von der betreuenden Hebamme, die uns während der Zeit des Abwartens täglich besuchte, gefragt, ob wir das Kind selber beerdigen möchten, beispielsweise im Garten, oder ob es auf einem Sternenfeld beigesetzt werden sollte. Wir entschieden uns für das Sternenfeld. Wir haben es nie besucht, aber der Gedanke, dass mein Kind mit anderen Kindern dort liegt, tröstet mich. Es ist nicht im Müll gelandet, sondern hat einen würdigen Ort bekommen. Ich persönlich bin überhaupt kein Friedhofstyp, auch andere Gräber besuche ich nie. Es ist für mich ein emotionsloser Ort. Ich bin verstorbenen Menschen anders nah, in Erinnerungen, in Liedern, in Gedanken. Ich brauche keinen Grabstein, den ich beweinen kann. So ist es auch bei meinen verlorenen Kindern.

Da ich von Anfang an offen mit meinen eigenen Erfahrungen der Fehlgeburten umgegangen bin, haben sich viele Gespräche mit ebenfalls betroffenen Frauen ergeben. Dabei durfte ich die unterschiedlichsten Ansichten und Arten im Umgang mit der Fehlgeburt erfahren, was für mich sehr spannend war. Menschen sind nun mal Individuen und gehen unterschiedlich mit Dingen um. Aber was mich dabei erschrocken hat und mir manchmal die Tränen in die Augen trieb, war die Erfahrung mancher Frauen in der Situation selbst und danach. Deshalb begann ich gezielt danach zu fragen und schließlich die Umfrage zu starten. Die Antworten darauf haben Sie nun teilweise gelesen. Dass immer noch viele Frauen so schlechte Erfahrungen machen und unsensibel behandelt werden, hat mich sprachlos gemacht. Ihnen wurden Rechte verweigert und sie zu unmündigen Patientinnen degradiert. Es ist Zeit, den Umgang mit Frauen in der Situation einer Fehlgeburt zu überdenken und zu verändern.

Dieses Buch ist ein Versuch, dazu beizutragen, dass die Menschen für dieses Thema sensibilisiert werden und der Umgang mit Eltern, die ihr Kind verloren haben, bevor es geboren wurde, in unserer Gesellschaft verbessert wird. Dass Trauer akzeptiert und nicht abgetan wird. Dass verlorene Kinder und die Selbstbestimmung der Frauen respektiert werden.

Danke!

Die starke Resonanz auf meine Umfrage und der dabei häufig formulierte Wunsch, das Thema Fehlgeburten aus der Tabuzone zu holen, haben mich bestärkt, dieses Buch zu schreiben. Deshalb gilt mein Dank vor allem den Frauen, die an der Umfrage teilgenommen haben. Ich danke euch allen von Herzen für eure Offenheit und Unterstützung, die dieses Buch erst ermöglicht haben.

Bedanken möchte ich mich außerdem bei meinem Mann, der mir immer wieder Kraft geschenkt hat, weiter am Buch zu arbeiten und der immer an mich glaubt. Mein Dank gilt weiterhin Frau Dr. Birgitta Bartel aus Köln, die mich als Freundin und Ärztin auch fachlich unterstützt und auf den Flyer der EBM-Gruppe aufmerksam gemacht hat. Danke auch an Frau Dr. Claudia Olmos, Regina Henn sowie an alle Freunde und Netzwerk-Kolleginnen, die mir den Rücken gestärkt und mich ermutigt haben, dieses Buch fertig zu stellen, wenn ich gezweifelt habe. Danke!

Hilfreiche Adressen

Internetseiten für Information und Unterstützung

http://initiative-regenbogen.de
Die Initiative Regenbogen „Glücklose Schwangerschaft" e. V. ist eine Initiative betroffener Eltern, die Erfahrungsaustausch, umfangreiche Informationen und vieles mehr für Betroffene, Familien und Helfende bieten.

http://www.sternenkinderhimmel.com
Hier können verwaiste Eltern ihrem Kind virtuell einen Stern am Sternenhimmel widmen.

http://www.leere-wiege.com
Unter dem Namen „Leere Wiege" sind in Deutschlang und Österreich mehrere Selbsthilfegruppen zu finden, die für Frauen und Paare, die in der Schwangerschaft, nach der Geburt oder durch den plötzlichen Kindstod ein Kind verloren haben. Diese Selbsthilfegruppe ist in Landau/Pfalz beheimatet und bietet Austausch, Informationen und vieles mehr.

http://www.schmetterlingskinder.de
Webseite und Forum für Eltern, die durch eine Fehlgeburt, eine Totgeburt, einen medizinisch indizierten Abbruch, eine Frühgeburt, durch Krankheit oder während oder kurz nach der Geburt oder durch den plötzlichen Säuglingstod ihr Kind verloren haben.

https://www.facebook.com/aktionschmetterlingskinder/
Diese zusätzliche Aktion der Initiative Schmetterlingskinder spendet sehr kleine Kleidung an Geburtsstationen, um auch verlorenen Kindern ihre Würde zu geben und sie nicht nackt beerdigen zu müssen.

http://www.veid.de
Homepage des Bundesverbandes verwaister Eltern und trauernder Geschwister in Deutschland e. V. Hier finden Betroffene neben zahlreichen Informationen auch Ansprechpartner für Selbsthilfegruppen in allen Bundesländern. Es werden auch Trauerseminare angeboten und Ansprechpartner international vermittelt.

http://www.maximilianprojekt.de
Das Maximilianprojekt bietet Hilfe nach dem Verlust eines Kindes durch Fehlgeburt, Totgeburt und Säuglingstod. Hier gibt es Tipps zur Trauerarbeit. Das Besondere ist ein sehr großes Forum, in dem sich Betroffene austauschen können.

http://www.land-der-sternenkinder.de
Diese Seite hat ein betroffener Vater in Gedenken für seinen verlorenen Sohn, der in der 17. Schwangerschaftswoche ging, erstellt. Er bietet Emotionales, Informationen, Gedichte zum Thema, einen Sternenhimmel und vieles mehr.

http://sternenkinder.info
Informations- und Gedenkseite für Eltern, Angehörige und Freunde von Sternenkindern und ihren Eltern. Leider sind nicht alle Rubriken mit Infos gefüllt, aber besonderen Augenmerk verdient die Rubrik mit Gedichten von Betroffenen zum Verlust.

http://www.fehlgeburt.at
Medizinische Informationen zum Thema von Prof. Dr. Lukas Hefler aus Österreich.

http://www.dein-sternenkind.eu
Dein Sternenkind wurde Anfang 2013 vom Fotografen Kai Gebel ins Leben gerufen und bietet Erinnerungsfotos als ein Geschenk für Eltern, die entweder ein bereits totes Baby auf die Welt bringen müssen oder denen der Tod des Neugeborenen unausweichlich bevorsteht. Für diese Art von Bildern gibt es leider keine zweite Chance. Alle 600 Fotografen von Dein Sternenkind arbeiten ehrenamtlich.

https://www.nowilaymedowntosleep.org
Weltweites Projekt von Fotografen, die verstorbene Kinder weltweit fotografieren.

http://www.verein-pusteblume.at/sternenkinderkleidung
Die Aktion Sternenkinderkleidung in Österreich stellt winzige Kleidung für Geburtsstationen bereit, damit Sternenkinder Kleidung und etwas Würde bekommen.

http://www.sternenbaerchen.de
Kleine genähte oder gestrickte Sternenbärchen werden von dieser Initiative an Eltern gegeben, die ihr Kind früh in der Schwangerschaft verloren haben, damit sie etwas Greifbares in der Hand haben, das sie mit ihrem Kind verbindet.

https://www.kidsgo.de/schwangerschaft-geburt/fehlgeburt-alternativen-zur-ausschabung-ansprechpartner/
Hier findet sich eine Auflistung von Hebammen, die eine kleine Geburt betreuen und Hebammenleistungen bei einer Fehlgeburt anbieten.

https://www.bkid.de/fileadmin/datensammlung/dateien/Beraterliste_aktuell_03_19.pdf
Beraterliste des Beratungsnetzwerks Kinderwunsch e. V., die psychologische Beratung bei unerfülltem Kinderwunsch und ungewollter Kinderlosigkeit anbieten.

http://initiative-regenbogen.de/graeberfelderliste.html
Liste der Grabfelder für Sternenkinder bundesweit.

http://www.engelskinder.ch
Seite für Sterneneltern in der Schweiz.

http://www.notfallseelsorge.de
Notfallseelsorge online.

http://www.portadora.de
Bestatter-Netzwerk, das Bestatter für Kinderbeerdigungen empfehlen kann und regelmäßige Veranstaltungen, auch für trauernde Eltern, anbietet.

http://www.die-barke.de
Bundesweit aktives Beerdigungsunternehmen, das von Frauen geführt wird, die besonders auch Kindern einen würdevollen Abschied bereiten möchten.

https://www.bundestag.de/resource/blob/575710/477f34ec9b-b69ecf49b847153a207d96/wd-9-074-18-pdf-data.pdf
Deutscher Bundestag: Regelungen zum Umgang mit Fehlgeburten und totgeborenen Kindern vom September 2018
Internetforen, um sich mit Betroffenen auszutauschen

http://www.maximilianprojekt.de/Forum.html
http://www.9monate.de/community/forum/Nicht-mehr-schwanger-Fehlgeburt-?forumId=1763
http://www.frauenworte.de/vbforum/forumdisplay.php?f=4
http://www.leben-ohne-dich.de/foren.htm
https://www.veid.de/austausch/forum.html
https://www.wunschkinder.net/forum/list/15/fehlgeburten)

Möglichkeiten, eine Selbsthilfegruppe zu finden

Um eine geeignete Selbsthilfegruppe zu finden, können Sie Selbsthilfekontaktstellen oder Pro Familia in der Nähe kontaktieren, Ihren Frauenarzt, ein Geburtshaus oder eine Hebamme befragen. Hilfreich können auch folgende Internetseiten sein:

http://initiative-regenbogen.de/gruppen-und-ansprechpartner.html
Bundesweite Selbsthilfegruppen der Initiative Regenbogen.

www.profamilia.de
Bietet Begleitung in der Trauer und Hilfe bei der Verarbeitung des Erlebten.

http://www.selbsthilfegruppen.de/die-richtige-selbsthilfegruppe-suchen-und-finden
Hier ist eine bundesweite Suche nach dem Stichwort „Fehlgeburt“ möglich.

Quellenangaben

Artikel vom 6. Juni 2012 von Alexandra Aschbacher in der Zeit online: „Es geht auch ohne Operation“: https://www.zeit.de/2012/24/M-Fehlgeburten (Abruf: Januar 2024)

Leitlinien der deutschen Gesellschaft für Gynäkologie und Geburtshilfe (DGGG) und der Arbeitsgemeinschaft Immunologie in der Gynäkologie und Geburtshilfe (AGIM): „Diagnostik und Therapie beim wiederholten Spontanabort“: https://register.awmf.org/assets/guidelines/015-050l_S2k_Diagnostik-Therapie-wiederholte-Spontanaborte_2022-08.pdf (Abruf: Januar 2024)

O‘Neill SM, Agerbo E, Kenny LC et al (2014) „Cesarean section and rate of subsequent stillbirth, miscarriage, and ectopic pregnancy: a Danish register-based cohort study”. PLoS Med 11(7):e1001670

Prof. Dr. M. Korell: „Gestörte Frühschwangerschaft – Diagnostik und Therapie“ in: Der Gynäkologe 6/2015. Springer-Verlag, Berlin Heidelberg (2015) DOI: 10.1007/s00129-015-3705-0

„Expectant care versus surgical treatment for miscarriage”: https://www.ncbi.nlm.nih.gov/pubmed/22419288 (Abruf: Januar 2024)

http://patient.info/doctor/miscarriage-spontaneous-abortion (Abruf: Januar 2024)

http://www.nhs.uk/conditions/Miscarriage/Pages/Introduction.aspx (Abruf: Januar 2024) https://www.nice.org.uk/guidance/cg154?unlid=971536770201642184428 (Abruf: Januar 2024)

http://www.miscarriageassociation.org (Abruf: Januar 2024)

„The influence of medical abortion compared with surgical abortion on subsequent pregnancy outcome.“: pubmed.ncbi.nlm.nih.gov/18321519/ (Abruf: Januar 2024)

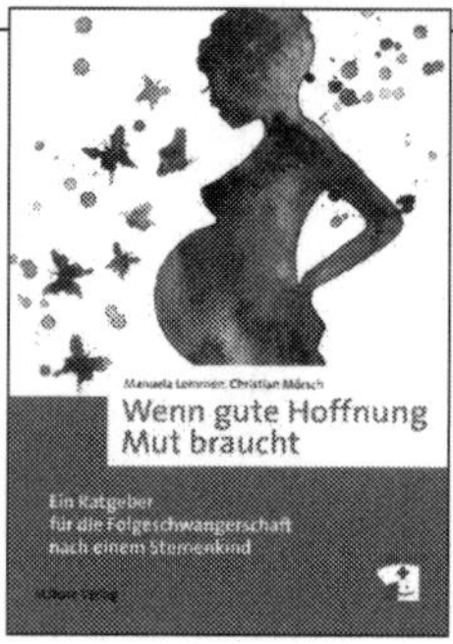

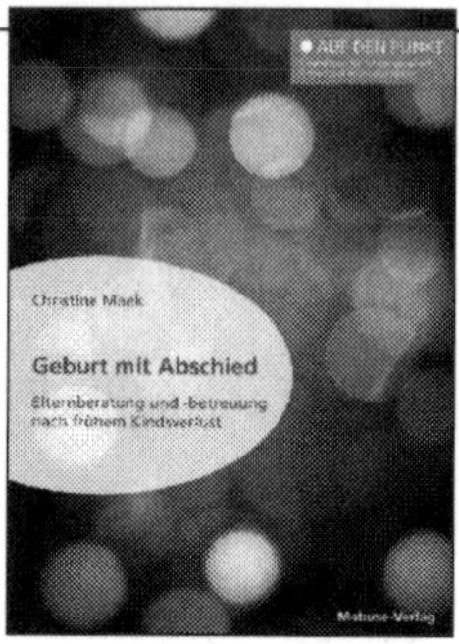

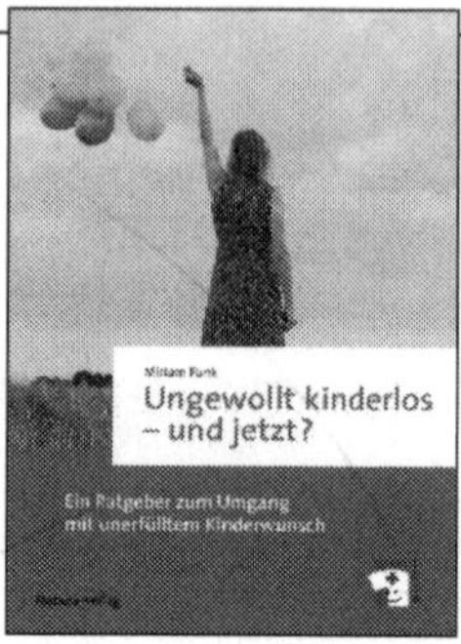

Manuela Lommen, Christian Mörsch

Wenn gute Hoffnung Mut braucht

Ein Ratgeber für die Folgeschwangerschaft nach einem Sternenkind

3. Aufl. 2023, 213 S.,
24,95 Euro
ISBN 978-3-86321-539-2

Manchmal braucht es viel Mut, um „guter Hoffnung" zu sein. Und nach der schmerzlichen Erfahrung, ein Kind in der Schwangerschaft oder kurz nach der Geburt gehen lassen zu müssen, ist es schwer, wieder Mut zu fassen. Dieses Buch hilft Eltern dabei, Tag für Tag Glücksmomente einzufangen, um eine neue und ebenso einmalige Schwangerschaft mit so viel Leichtigkeit wie möglich zu erleben.

Christine Maek

Geburt mit Abschied

Elternberatung und -betreuung nach frühem Kindsverlust

1. Aufl. 2023, 146 S.,
25,00 Euro
ISBN 978-3-86321-625-2

Jede Hebamme stößt im Arbeitsalltag früher oder später auf verwaiste Eltern nach einer Tot- oder Fehlgeburt. Ihren besonderen Bedürfnissen gerecht zu werden, erfordert nicht nur Fingerspitzengefühl, sondern auch Know-how. Im Rahmen ihrer Tätigkeit als Hebamme berät Christine Maek Betroffene, die um ein verstorbenes Kind trauern, und legt in allgemeinverständlicher Weise dar, wie Expert:innen alle Beteiligten bestmöglich begleiten können. Und dabei den professionellen Abstand nicht verlieren.

Miriam Funk

Ungewollt kinderlos – und jetzt?

Ein Ratgeber zum Umgang mit unerfülltem Kinderwunsch

2. Aufl. 2023, 112 S.,
19,00 Euro
ISBN 978-3-86321-446-3

Wer sich ein Kind wünscht, bekommt auch eins? Leider sieht die Realität in Deutschland anders aus. Besonders die Verarbeitung der Trauer über den unerfüllten Kinderwunsch ist wichtig, denn Betroffene werden ständig mit dem Thema konfrontiert. Die Autorin hat über 60 Menschen interviewt, die aus den unterschiedlichsten Gründen ungewollt kinderlos sind. In ihren Antworten zeigen sich verschiedene Gefühlswelten und Verarbeitungsstrategien.

Jetzt beim Mabuse-Buchversand kaufen!

– Jedes lieferbare Buch portofrei innerhalb Deutschlands –

www.mabuse-buchversand.de

Mabuse-Verlag